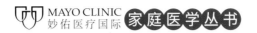

关节炎
科普指南

—— MAYO CLINIC ON ARTHRITIS ——

[美] 艾普莉·昌米勒　主编

宫昌林　杨黎星　李月婷　译

徐仲煌　审译

北京出版集团
北京出版社

著作权合同登记号 图字：010-2016-10014

图书在版编目（CIP）数据

关节炎科普指南 /（美）艾普莉·昌米勒主编；宫昌林，杨黎星，李月婷译；徐仲煌审译 . — 北京：北京出版社，2022.1

（妙佑医疗国际家庭医学丛书）

书名原文：Mayo Clinic on Arthritis

ISBN 978-7-200-14828-2

Ⅰ. ①关… Ⅱ. ①艾… ②宫… ③杨… ④李… ⑤徐… Ⅲ. ①关节炎—普及读物 Ⅳ. ① R684.3-49

中国版本图书馆 CIP 数据核字 (2019) 第 101469 号

妙佑医疗国际家庭医学丛书

关节炎科普指南
GUANJIEYAN KEPU ZHINAN

[美] 艾普莉·昌米勒　主编

宫昌林　杨黎星　李月婷　译

徐仲煌　审译

出　版　北京出版集团
　　　　　北 京 出 版 社
地　址　北京北三环中路 6 号
邮　编　100120
网　址　www.bph.com.cn
总发行　北京出版集团
经　销　新华书店
印　刷　北京市雅迪彩色印刷有限公司
版　次　2022 年 1 月第 1 版
印　次　2022 年 1 月第 1 次印刷
开　本　185 毫米 ×260 毫米
印　张　19
字　数　320 千字
书　号　ISBN 978-7-200-14828-2
定　价　168.00 元
如有印装质量问题，由本社负责调换
质量监督电话　010－58572393

作者声明

书中的信息并不能代替专业的医疗建议，仅供参考。作者、编辑、出版者或发行者对由本书引起的任何人身伤害或财产损失不承担任何责任。

本出版物不是由妙佑医疗国际翻译的，因此，妙佑医疗国际将不对出版物中出现由翻译引起的错误、遗漏或其他可能的问题负责。

本书为第一版的翻译。

关于关节炎

如果您患有关节炎，您并不孤独。关节炎是美国第一大致残原因。超过4600万美国人患有某种形式的关节炎。虽然还没有找到治愈这种疾病的方法，但有许多有效的治疗措施可供参考。

本书聚焦于两种最常见的关节炎形式——骨关节炎和类风湿关节炎，但如果您患有其他100多种形式的关节炎之一，本书包含的信息也是有用的。这些信息的大部分基于妙佑医疗国际（Mayo Clinic）的医生、护士和治疗师在照顾他们的病人时的疗法。

如果您了解自己的病情和治疗方案，并将这些实用知识应用于日常生活中，您就能在患关节炎的时候更有成效、更舒适地生活，您也将能够更有效地与您的医生和其他医疗保健专业人员沟通。

关于妙佑医疗国际

妙佑医疗国际是世界上第一家也是最大的综合性非营利性团体诊所，为世界各地的消费者和企业提供卫生和健康服务。在共同制度和"病人需求第一"的理念下，来自各个医学专业的3700多名医生和科学家，以及5万多名联合卫生工作人员共同努力，为病人提供护理，开展医学研究，并培训未来的医疗保健提供者。

每年，妙佑医疗国际在明尼苏达州罗切斯特、佛罗里达州杰克逊维尔、亚利桑那州斯科茨代尔/菲尼克斯的校园里，以及通过基于社区的医疗提供者，治疗了50多万各行各业的人。

凭借其医疗知识、经验和专业知识，妙佑医疗国际占有无可比拟的地位，成为备受赞誉的健康信息资源。

前言

　　妙佑医疗国际致力于为每一个寻求医疗服务的人提供最好的医疗服务。这个重点——满足病人的需要——是通过临床实践、教育和研究的综合模式来实现的。此外，我们认识到，许多人希望他们自己在诊断和治疗其疾病方面发挥积极作用。我和我的同事共同编写的《关节炎科普指南》，为您提供高质量、可靠和最新的信息，这些信息是关于不同类型的关节炎，用于治疗这种疾病的药物、手术选择，以及您可以帮助管理自己的体征和症状，过更积极的生活的方法。

　　在这本书的第一部分，您会发现两种最常见的关节炎——骨关节炎和类风湿关节炎的详细信息，以及许多其他相关的情况。本书的第二部分涵盖了关节炎的最新治疗方法，包括一本易于阅读的药物指南和关于关节手术、疼痛控制、补充和替代疗法以及有希望的新疗法的章节。这本书的最后部分提供了一份深入的关节炎生活的指南。您如何在进行日常工作时保护您的关节？如果患有关节炎，最好的锻炼方法是什么？饮食和体重对关节炎有影响吗？您怎样才能最好地使用电脑工作？有什么方法可以减轻长期疾病的压力？我们会给您所有这些问题甚至更多的答案。

　　我们并不会承诺给您一种治愈的方法，但是我们的使命是通过提供可靠的信息，鼓舞您的希望，为您的健康和福祉做出贡献。这些您可以信赖的信息来源于妙佑医疗国际那些照料关节炎病人的专家们。

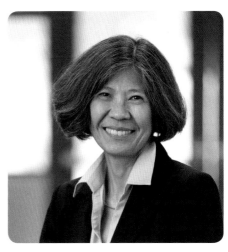

艾普莉·昌米勒　医学博士
医学编辑

目录

第一部分　了解关节炎

第二部分　关节炎的治疗

第三部分 日常生活

第一部分

了解关节炎

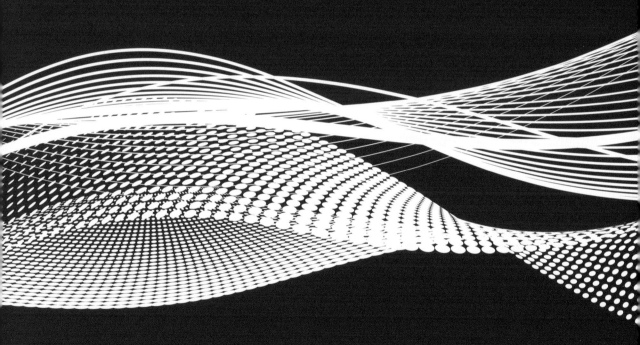

第一章

关节炎——普遍而复杂

当关节顺滑活动时，它们的存在很容易被忽视。但当关节开始疼的时候，您就会注意到它们了。如果您也患了关节炎，就可能像其他人一样经历关节的疼痛、僵硬、肿胀和活动困难。

关节炎是美国最常见的疾病之一，也是导致残疾的主要原因。在美国约五分之一的成年人（超过4600万）已被诊断患有某种形式的关节炎。

在美国，由于关节炎造成的医疗和生产力损失每年超过1280亿美元。随着人口老龄化，关节炎患者人数预计将增加。到2030年，估计将有6700万美国成年人患有这种疾病。

关节炎是指可导致关节疼痛或僵硬，造成关节结构损伤或功能丧失的疾病。关节炎（arthritis）这个词是希腊词"arthron"和"itis"的组合，字面意思是"关节炎症"。然而，这一术语通常用于指代所有关节疾病。

炎症是人体对感染或损伤的正常响应。抵抗感染时，免疫系统会释放出化学物质，触发热、肿、痛的反应。但是一些疾病会引发免疫系统的异常响应，从而导致持续的（慢性）炎症。

人们常常将关节炎看作一种疾病，其实不然。它有超过100种不同的类型。一些种类的关节疾病随着关节的自然老化而逐渐发生发展，而另一些突然出现而后消失，又在之后的日子里复发。还有的关节炎是慢性和进展性的，随时间的推移而加重。关节炎的体征和症状因人而异，即便二人所患的是同一种关节炎。

关节炎最广为人知的一般症状可能是：受累关节的疼痛和一段时间的休息或不活动后关节的僵硬。但许多关节炎类的疾病不只是影响关节。它们还能累及围绕和支持关节的肌肉、肌腱和韧带，还有皮肤和其他器官，如肺、心脏、肠道、大脑、肝脏和肾脏。

尽管关节炎不能被治愈，目前的治疗远比十年前先进，并且富有前景的研究甚至为我们提供了更好疗法的希望。早期合理的治疗有助于防止关节的损伤和运动障碍，还能在家采取措施预防关节炎或降低其影响。

通过积极管理关节炎并保持乐观的态度，患者能够享受更加积极和充实的生活。

什么样的人容易得关节炎

所有年龄段的人都可能患关节炎——2/3的关节炎患者不到65岁，症状通常在40岁以后出现。然而，患关节炎的风险随着年龄的增长而增加。到75岁时，一半以上的人都有某种形式的关节炎。

相比于男性，女性患许多种类关节炎的概率更高，尤其是40岁以后。研究者认为，身体天然产生的雌激素在这种疾病的发生发展过程中发挥了作用。这些激素可能也影响了女性患者关节炎症状的严重程度。

患关节炎的可能性在不同种族和民族间有差异。例如，白种人、黑种人和印第安人就比西班牙人和亚洲人更易患关节炎。

超重的人患关节炎的风险更高，尤其是膝关节处。根据我们的调查，美国约有2/3的关节炎患者为超重或肥胖。多余的重量使关节承受了更大的压力。此外，关节的旧伤也可增加患关节炎的风险。

什么是风湿病？

如果您的祖父母关节疼，他们可能会说这是骨头里的"风湿病"。风湿病是用来描述关节疼痛和僵硬的旧词。"风湿病"和"关节炎"两个词都常被用于描述关节问题。

事实上，关节炎是100多种可导致关节疼痛、肿胀和僵硬的疾病的总称。而"风湿性疾病"的意义更加广泛，涵盖骨、肌肉和关节的所有疾病。

风湿病学是医学的一个分支，其致力于研究关节炎和其他肌肉骨骼系统的疾病，这些疾病的累及部位包括骨、关节、肌肉、肌腱、韧带和其他为您的身体提供架构和支持的结缔组织。风湿科医生是受过内科学和风湿病学专业培训的医生。

除了治疗关节炎，风湿科医生还治疗特定的自身免疫疾病（您的免疫系统攻击您自身组织引起的疾病）、肌肉骨骼疾病（包括背痛和滑囊炎）和骨的疾病（如骨质疏松）。

关节的解剖

关节是两块或多块骨头的连接处。关节被设计用于将骨头连在一起，并使骨骼能够运动。处于关节内的那部分骨头由可吸收震动的软骨覆盖。软骨是一种坚韧、平整、光滑的材料，它可防止骨与骨之间的接触，从而减小摩擦力，利于运动。

滑膜关节，如肩关节、肘关节、腕关节、指关节、髋关节、膝关节、踝关节和趾关节，是活动度最大的关节。这些关节都由坚韧的纤维囊包绕，纤维囊附着在关节两侧的骨头上。关节囊有助于固定和保护关节。囊内衬着一层叫滑膜的组织，这层薄膜可产生滑液。滑液是一种清亮的物质，可营养软骨、润滑关节而使其顺畅运动。

韧带是纤维组织构成的坚韧的索条，附着在骨与骨之间。它们有助于支撑整个关节并保持各部分恰当对齐。肌肉和肌腱也起到连接关节的作用。肌腱连接肌肉和骨，在关节囊外于关节的上端或下端附着于骨上。

滑液囊是塞在肌肉、肌腱和骨之间的充满液体的小囊。每个滑液囊内都衬着一层滑膜，滑膜释放润滑液缓冲关节并在肌腱和肌肉从骨上划过时减少摩擦。

正常的关节

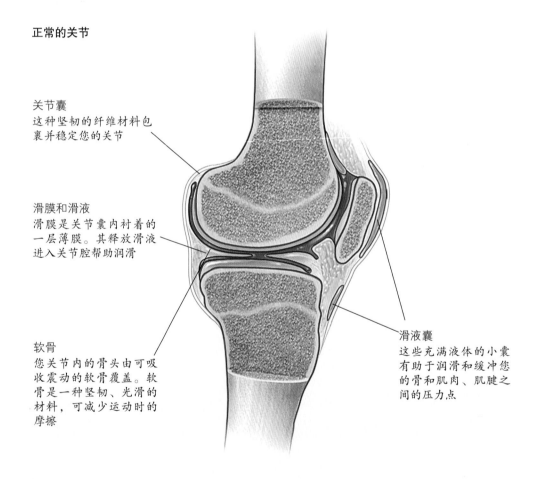

关节囊
这种坚韧的纤维材料包裹并稳定您的关节

滑膜和滑液
滑膜是关节囊内衬着的一层薄膜。其释放滑液进入关节腔帮助润滑

软骨
您关节内的骨头由可吸收震动的软骨覆盖。软骨是一种坚韧、光滑的材料，可减少运动时的摩擦

滑液囊
这些充满液体的小囊有助于润滑和缓冲您的骨和肌肉、肌腱之间的压力点

是什么导致了关节炎

关节炎相关的疼痛由关节损伤导致，但损伤可以以不同形式出现。最常见的关节炎——骨关节炎，就表现为在骨头两端的关节处起缓冲作用的、坚韧且有润滑作用的关节软骨的磨损。而类风湿关节炎则是由免疫系统失控进展而来，失控的免疫反应在关节滑膜处引发了慢性炎症。

关节炎的许多根本原因仍是未知数，但研究者们认为该疾病是多种因素（包括遗传因素和环境因素）复杂的相互作用的结果。

尽管关节随时间的磨损和撕裂可能促进骨关节炎的发生，这一疾病也不能被看作老化的必然结局，因为不是所有人都会得骨关节炎。

遗传对您是否患关节炎的影响是毋庸置疑的。科学家们已经发现了与类风湿关节炎高患病风险有关的特定基因。同时，他们也找出了促进某些骨关节炎的遗传因素。但即便是遗传易感的人也不一定会患关节炎。

其他可能导致关节炎发生的原因可能包括感染性因素（如病毒、细菌、真菌、寄生虫），有毒材料，或食物、水和空气中的有害物质。体内激素和酶的失衡也可能有一定作用。

物理创伤，如踝扭伤或膝关节损伤，可能会酿成骨关节炎和其他这类疾病。缺乏运动、超重和关节缺陷（如弓形腿）也能导致关节炎。压力或其他形式的情感创伤可使症状加重。

关节炎的一般形式

绝大多数人所患的关节炎为骨关节炎和类风湿关节炎。骨关节炎是目前最普遍的一种（见第二章）。类风湿关节炎患者要少一些，但其症状更容易使人衰弱（见第三章）。

所有形式的关节炎都有一些共同的体征和症状，如关节疼痛或触痛、僵硬、难以移动和关节肿胀。然而，其他肌肉骨骼系统疾病也能导致类似的关节不适。新的技术和检查可使关节炎的诊断更加容易，但仍然没有决定性的检查能够准确鉴别具体的疾病。

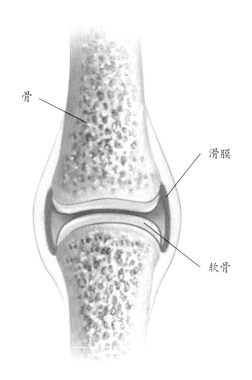

正常的关节

骨

滑膜

软骨

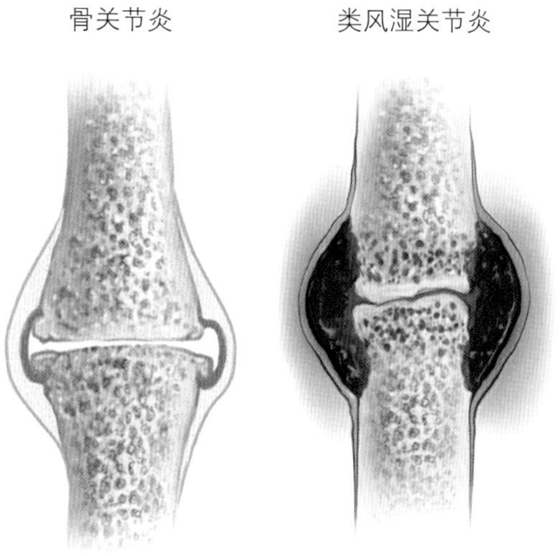

图1-1　正常的关节

骨关节炎　　　类风湿关节炎

图1-2　骨关节炎是最普遍的一种关节炎，涉及覆盖关节内骨的软骨的磨损。患类风湿关节炎者，保护和润滑关节的滑膜发生炎症，导致疼痛和肿胀，随后可能出现关节侵蚀

由于这些原因，关节炎的诊断有时较为困难。医生主要依据患者对症状和相关因素的描述以及体格检查。这些信息对于疾病的成功诊断十分关键。在医生确诊之前，患者可能需要多次就诊。无论如何，越早接受治疗，对长远的健康就越有益。

充满希望的前景

尽管关节炎导致疼痛和关节问题，但大多数关节炎患者可以继续自己的生活并成功控制关节炎症状。最常见的两类关节炎，骨关节炎和类风湿关节炎，一般不危及生命，且对治疗和自我保健反应良好。

关节炎可以预防吗?

许多关节炎的风险因素,例如基因、年龄和性别,都不可控。但也有一些措施有助于降低关节炎的风险。即便患者正在开始经历疼痛和僵硬,也可以干预疾病带来的影响。

其中一个预防疼痛和关节损伤的最佳方法是:一有诸如关节疼痛、僵硬或肿胀等体征和症状,就立即就医。早期诊断和恰当的治疗能够控制多数损伤。

为预防关节炎或最小化其影响,请遵循这些准则。

·**避免关节受伤**。关节损伤可导致关节炎。参加体育锻炼时,确保活动之前热身和之后拉伸。

·**正确和积极地治疗损伤**。这有助于损伤正确修复,并限制可能的关节破坏。

·**积极运动**。运动使您的关节保持柔韧和牢固。有氧运动能帮助保持灵活性。力量训练则能帮助锻炼关节肌肉。

·**使用良好的人体力学来避免关节压力**。在完成诸如举重等任务时使用大关节和最强壮的肌肉。不要举起或移动过重的物体。以恰当的人体力学完成日常活动,避免关节的超负荷使用。

·**保持健康的体重**。超重或肥胖会增加患骨关节炎的概率。如果已经有关节炎,关节承受的压力会使症状更严重。

·**避免吸烟**。研究表明,吸烟增加了类风湿关节炎的风险,而戒烟可有助于其预防。

·**注意饮食**。尽管没有魔法套餐或食物能够预防关节炎,但含有单不饱和脂肪的油(如橄榄油)可能具有抗炎作用。钙和维生素D有助于保持骨骼强壮,强壮的骨骼有助于抵御关节炎的损害。除了膳食来源之外,短暂暴露于阳光下是获得维生素D的最简单方法。

什么时候联系医生

通常，关节炎不是急症。但是疾病早期的治疗会更有效。此外，有的症状需要立即重视。

如果关节的疼痛和僵硬在数日后消失，可能就不需要咨询医生。如果出现以下体征或症状，请及时就诊：

· 新出现的疼痛或症状持续了数日。
· 在关节疼痛的同时还有发热、皮疹、头疼和体重下降。
· 一个或多个关节有严重或日益加重的疼痛。
· 关节遭受了损伤或创伤。

请尽可能了解关节炎的种类、治疗选择，更重要的是了解自己能和医生采取的控制疾病的措施。本书接下来的章节将介绍带着慢性关节病生活的方式、方法和策略。

有了这些信息和积极态度的武装，您一定能够砥砺前行，生活方式的调整将不会影响您的幸福感和满足感。

第二章

骨关节炎及其他病痛

骨关节炎是最常见的关节炎形式，特别是在老年人中。它常被称为退行性关节炎，在关节内缓冲骨的保护性软骨退化时出现。

随着不断使用，软而柔韧的软骨可能会开始磨损，其光滑的表面变得粗糙。此时许多人会感觉到关节断断续续的疼痛，尤其是在剧烈使用关节之后。

如果软骨完全被磨损掉了，就只剩下两根骨头相互摩擦，这会损坏骨的末端，导致疼痛。

骨关节炎随着时间的增长而逐渐加重，并且无法治愈。但是治疗能够延缓疾病的进展、缓解疼痛并提升关节功能。在这一章，读者将了解骨关节炎、它的症状和体征以及如何诊断和治疗。

骨关节炎

如果您患有骨关节炎，您的关节可能会在早上起床时僵硬和疼痛，但一会儿之后，也就是您喝完第一杯咖啡的时间，关节就没那么嘎吱作响了。您的手指可能会僵硬、变形，使得拿笔或打开一个罐子变得困难。您的膝关节可能在一场网球赛或一次公园慢跑之后开始作痛。

骨关节炎，有时也称为退行性关节炎或退行性关节病，影响了约2700万美国成年人。此病在女性中更加常见。

骨关节炎可能累及全身任意关节，但最常出现在手、膝关节、髋和背部。最初，骨关节炎通常只影响一个关节，但随后开始蔓延。例如，患者可能首先感到一

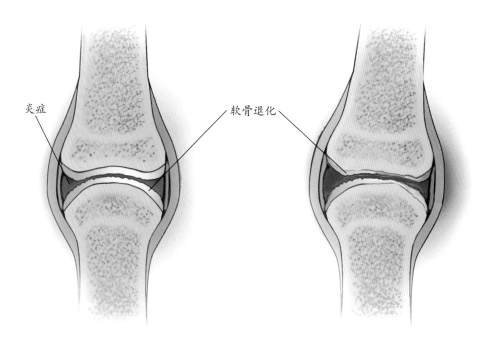

A.骨关节炎的第一个征象是关节软骨表面微小凹痕和裂纹，通常还伴有轻微的炎症

B.当关节完全磨损后，其轮廓改变，露出小片的骨

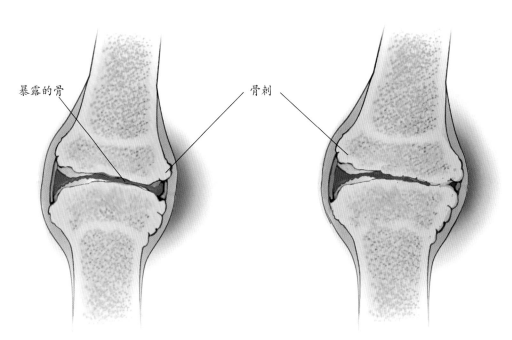

C.软骨下的骨增厚并形成骨刺（骨赘）。只要使用关节就会引起疼痛

D.骨关节炎进一步进展，则骨间的缝隙可消失，韧带可松弛，导致进一步的关节不稳定。骨的不规则表面可造成显著的活动受限

图2-1　骨关节炎的关节改变

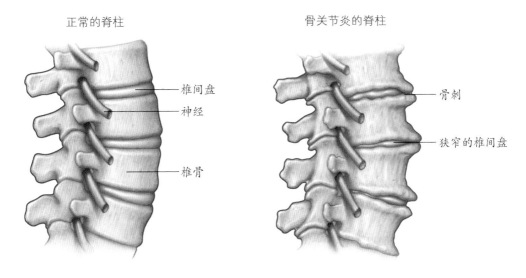

正常的脊柱　　　　　　　　骨关节炎的脊柱

椎间盘

神经

椎骨

骨刺

狭窄的椎间盘

图2-2　正常的脊柱与骨关节炎的脊柱

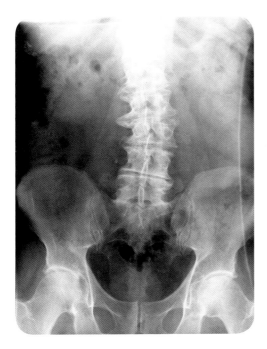

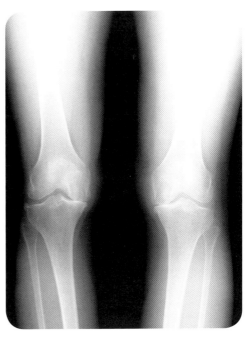

图2-3　脊柱骨关节炎晚期的X光片。留意错位的椎骨和椎骨之间不均等的椎间隙

图2-4　膝部骨关节炎的X光片。留意股骨和胫骨之间不均等的关节间隙及二者在关节内侧存在的接触点

只手的食指疼痛和僵硬，但最终双手的多个指关节均可能受累。

身体试图修复这些损害，但这样的修复是不够的。当关节内保护性的软骨被磨损后，新骨增生在已有骨上形成骨刺（骨赘）。关节周围形成的明显肿胀通常在手和脚的骨关节炎中出现。骨性肿块的疼痛和触痛可能是早期最明显的症状，之后随病程发展而减弱。

如果关节内的软骨严重损伤，那么关节的内衬，也称滑膜，可能会发炎。轻度的炎症（滑膜炎）就能引起关节肿胀。

一些科学家认为，软骨损坏可能是因为软骨细胞或关节内的膜中酶的失衡。在这些酶未失衡时，软骨能够自然降解和再生。但过多的酶可导致软骨的降解快于重建。造成这类酶失衡的具体原因仍不清楚。

软骨和骨的早期改变并非总是导致疼痛或其他症状。许多老年人患骨关节炎，但在医生从常规X光检查发现之前，他们并没有什么感觉。

患骨关节炎的风险随年龄增长而增加。这种疾病最常发生于40岁以后的人，而年轻人中相对少见，除非他们的关节受过伤。这些患者通常都有骨关节炎的家族史。

尽管积极的生活方式可减慢骨关节炎的进展，但几乎所有65岁以上的人都会存在一定程度的关节损伤并有轻微的症状。男性通常在55岁前出现症状，而女性一般在55岁以后。

早年一个或多个关节的损伤可能导致多年后的骨关节炎。同样，多年过度使用关节，例如做需要重复屈膝的工作，可导致以后的骨关节炎。若有特定的活动正造成关节疼痛，那么在医生检查您的关节之前请避免这些活动。

超重也增加患骨关节炎的风险，尤其是髋和膝的骨关节炎。在一项研究中，超重的女性患骨关节炎的风险翻倍，患膝部骨关节炎的风险更是对照组的3倍。减去多余的体重有助于降低此项风险（体重管理的相关内容见第十二章）。

症状和体征

骨关节炎症状进展常较缓慢，并随时间增长而逐渐加重。最初，许多人会注意到，在剧烈活动或早晨刚起床后会有关节的疼痛和僵硬。骨关节炎引起的晨僵在30分钟内就会消失，这种现象又称关节胶化。

如果您有骨关节炎，您可能会经历：

· 关节在使用过程中、使用后或一段时间没有活动后的疼痛或触痛；

· 天气变化时的关节不适；

· 关节肿胀和僵硬，尤其是在关节使用后；

· 骨性肿块在中间或末端指关节或是大拇指根部形成；

· 关节灵活性的丧失；

· 关节内的摩擦感。

在正常的脊柱中，椎间盘为弹性结构，起到缓冲椎骨的作用，使脊柱灵活柔韧。在骨关节炎中，椎间盘可狭窄，并有骨刺形成。当骨面相互摩擦时可能会出现疼痛和僵硬，脊柱也变得不那么灵活。

需要注意，关节的正常磨损不一定会导致骨关节炎，骨关节炎也不是年老的必然结果。但是，如果患了此病，症状就永远不会消失了。疼痛会随着年龄的增长而加剧，并会逐渐限制活动。

关节炎通常出现在颈部和背部。脊柱中缓冲椎骨的软骨盘可被磨损。此时，骨与骨的间隙变得窄小，并向外长出骨刺。当骨的表面相互摩擦时，椎骨受累区域发炎，造成僵硬和疼痛。渐渐地，脊柱不再柔韧，变得僵直。如果数个椎间盘都受累，那么身高就会降低。

椎管狭窄是一种与脊柱骨关节炎相关的疾病。当退化的椎间盘和骨刺向椎管内凸起，并压迫脊髓神经根时，就会导致椎管狭窄。这通常被称为神经受压。在此情况下可能会感到颈部、肩部、手臂、下背部甚至腿部的疼痛。

骨关节炎也影响髋部、膝部和脚的负重关节。只要站立、走动、从椅子起身或爬楼梯，就可能会感到疼痛。髋部疼痛可能在活动时突发，而在休息时消退。膝关节可能僵硬而肿胀，在活动膝关节时还会有一种摩擦或"卡住"的感觉。有时关节还会在使用时发出声响。

在脚部，连接拇趾和脚的关节是骨关节炎最多发的部位。骨性膨胀时，关节变大，灵活性降低。患者可能会觉得穿鞋不适，走路脚疼。

在手部，骨关节炎最常影响远端和中间指节之间的关节。拇指根部的关节也常受累。这些关节可能会有疼痛、触痛、红肿，尤其是在早期。最终，这些不适会减轻。

受累的指关节中可能会形成突出的骨刺。在靠近指端的关节生长的叫赫伯登结节（Heberden's nodes），在中间指关节的叫布夏尔结节（Borchard's nodes）。

骨关节炎通常仅累及单侧身体的关节，尤其是在疾病早期。渐渐地，对侧身体的关节也可能受累。

早期骨关节炎的疼痛通常在1年内消退，但如果过度使用受累关节，疼痛就会复发。尽管如此，除非多关节受累，否则骨关节炎的影响一般较为轻微。保持身体健康就能预防许多问题的发生。

诊断和治疗

骨关节炎的诊断通常基于仔细的体格检查和患者的病史。医生可能会询问患者诸如疼痛、肿胀和僵硬等症状的细节。关节疼痛的性质和特定的受累关节可以帮助医生区分不同形式的关节炎。

医生可能还想知道，症状是逐渐显现的还是突发的，它们如何随时间变化，以及它们如何受到特定种类活动的影响。例如，骨关节炎中较为普遍的是轻微的晨僵，通常在活动几分钟后好转，而那些持续几小时的晨僵更像类风湿关节炎或其他炎性疾病的症状。

医生可能会问您是否有其他症状，例如发烧、疲劳、皮肤问题。同样重要的是，告诉医生症状出现前发生的任何事件或改变，以及是否有关节炎的家族史。

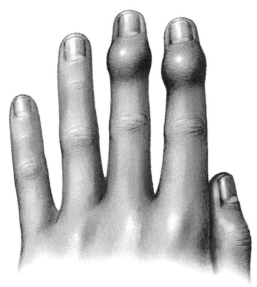

图2-5 一些骨关节炎患者在靠近指端的关节有骨性肿块（赫伯登结节）。结节最初有疼痛，在疼痛消退后就只是一种外观改变了

在体格检查的过程中，医生将检查关节的触痛和红肿。他将沿着骨面寻找骨性外生物（骨刺），并注意听嘎吱作响声或摩擦声（捻发音），这种声音表明关节软骨表面不规则。医生可能还会在整个范围内活动您的关节，以查明疼痛的具体部位和运动受限的情况。

医生可能会推荐X光检查以进一步确诊、排除其他疼痛原因和检查关节损伤程度。尽管诸如软骨一类的软组织不会在X光片上显影，但骨间隙变窄可提示软骨的缺失。在受累关节的X光片上还可看到骨刺。

核磁共振成像（MRI）可提供骨和软组织的精细图像，有助于确定导致疼痛的具体原因。诊断骨关节炎没有专门的血液检查，但医生有时会验血以排除类风湿关节炎和其他种类的关节炎。

要记住，有骨关节炎并不可怕。许多患者没有症状，更没有残疾。他们甚至不知道自己有骨关节炎，最多感到过极轻微的不适。

尽管目前没有骨关节炎的治愈方法，患者和医生可以制订一个治疗方案来帮助减轻疼痛和保全关节的运动功能，使患者能够保持高质量的生活。

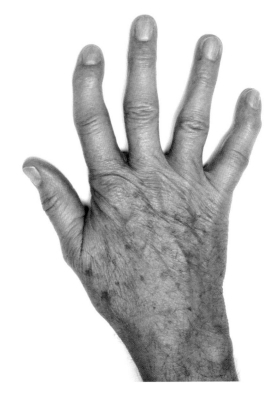

图2-6 一名骨关节炎患者的手显示了指关节如何随时间变得排列不整齐并布满团块

医生可能会推荐一个包含药物、体育锻炼及学习如何改变特定行为的全面方案。在某些情况下，外科手术可能也是必要的。这些治疗对患者控制疾病和积极、独立地生活有着长远的益处。

其他病痛

许多肌肉骨骼疾病都与关节有关——不是导致关节疼痛和僵硬，就是与关节炎同时出现或作为关节炎的结果。关节疼痛可能源于关节自身或其邻近的骨、韧带、肌腱、肌肉、神经和其他组织的问题。症状常常相互重叠，给诊断造成困难。

以下是与关节痛有关的其他常见症状。

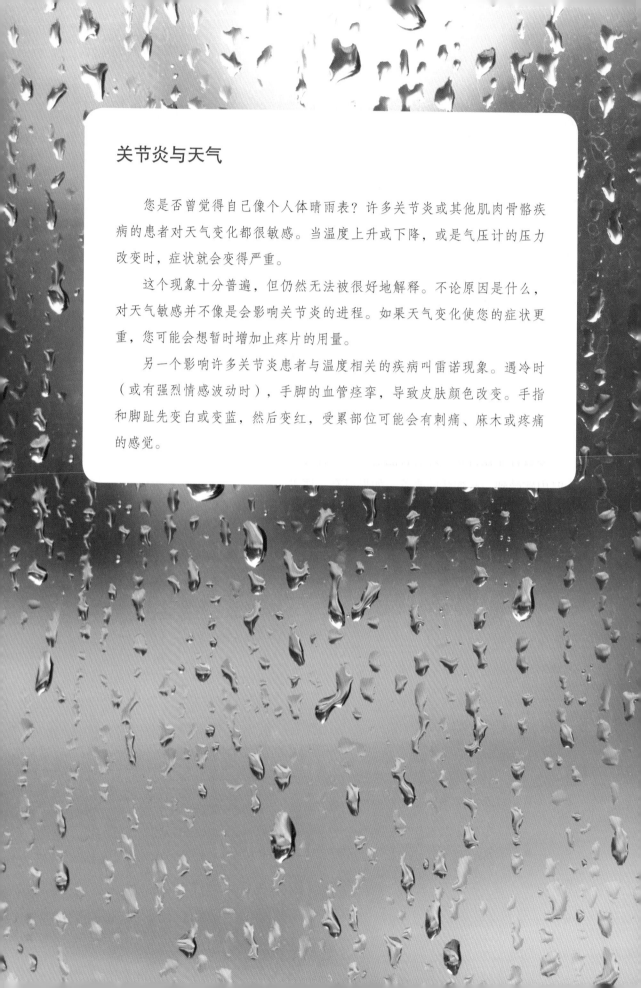

关节炎与天气

　　您是否曾觉得自己像个人体晴雨表？许多关节炎或其他肌肉骨骼疾病的患者对天气变化都很敏感。当温度上升或下降，或是气压计的压力改变时，症状就会变得严重。

　　这个现象十分普遍，但仍然无法被很好地解释。不论原因是什么，对天气敏感并不像是会影响关节炎的进程。如果天气变化使您的症状更重，您可能会想暂时增加止疼片的用量。

　　另一个影响许多关节炎患者与温度相关的疾病叫雷诺现象。遇冷时（或有强烈情感波动时），手脚的血管痉挛，导致皮肤颜色改变。手指和脚趾先变白或变蓝，然后变红，受累部位可能会有刺痛、麻木或疼痛的感觉。

背痛

背痛是最普遍的痼疾之一。大多数人在一生中都至少经历过一次背痛。多数背痛都不是长期的，仅持续数日至数周。

背痛最普遍的位置是下背部（腰部），因为它承受着大部分身体的重量和压力。背痛可以有多种原因，从不良的姿势到肿瘤都有可能，最常见的原因是肌肉或韧带的损伤（劳损），这通常是由于背部负重过大，或在重复劳作中过度使用了背部肌肉。受损的肌肉可"打结"形成痉挛。

其他背痛的常见原因包括骨关节炎、椎间盘脱出（破裂）、骨质疏松和纤维肌痛。不那么常见的原因包括椎管狭窄和强直性脊柱炎。其他形式的关节炎也能引起背痛。

诊断和治疗

多数背痛在自我护理后就能消失。尽管疼痛的消失需要数周，患者应该能在72小时内感受到一些症状的改善。如果没有，请去看医生。如果年龄大于50岁，或有背痛或癌症的病史，或者背痛有以下情况，也请去看医生：

- 始终如一或十分剧烈，尤其是夜间；
- 向一条腿或双腿蔓延；
- 导致一条腿或双腿无力、麻木或刺痛；
- 导致新的大小便问题；
- 与腹痛或腹部搏动有关；
- 由跌倒或背部重击引起；
- 伴有无法解释的体重下降。

医生会检查您的背部并评估您坐、站、走和抬腿的能力。通常不需要用诊断性的实验证实背痛的原因。

如果医生怀疑肿瘤、骨折、感染或其他严重问题，他可能会开具影像学检查，如X光、核磁共振成像（MRI）、计算机断层扫描（CT）或骨扫描。肌电图扫描（EMG）可有助于探测椎管狭窄引起的神经受压。

许多背部问题都可以在家治疗，如服用抗炎药物以及采用冰按摩、热按摩或温和的按摩。研究表明，不论采用什么治疗方式，大多数背痛病例在数周内就会有所好转。因此，如果背痛在4周内没有缓解，医生可能会提议使用肌肉松弛剂、电刺激和理疗。

尽管背痛随着年龄的增加而日益普遍，但它也不是年老的必然结果。可以通过运动、拉伸支撑背部的肌肉、采取正确姿势和保护背部的工作习惯，来防止许多的背部问题。

椎管狭窄

椎管狭窄是指脊柱一处或多处的狭窄。椎骨的狭窄使脊髓和脊神经根受到压迫（受压）。

脊髓是一束贯通脊柱全长的神经和神经细胞，它存在于椎骨（椎骨组成了脊柱）内的管中。脊髓分出细小的神经，在大脑和身体间形成错综复杂的交流网络。

椎管狭窄导致的压迫可造成广泛的问题，包括腿部、背部、颈部、肩部和手臂的疼痛、痉挛或麻木。

椎管狭窄患者一般在50岁以上。通常，椎管狭窄由骨关节炎导致，但外伤、其他疾病甚至肿瘤也可以造成这种疾病。

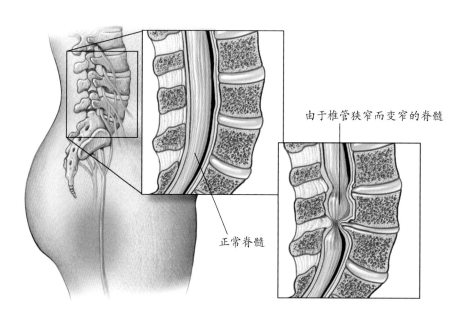

由于椎管狭窄而变窄的脊髓

正常脊髓

图2-7 当椎骨由于骨关节炎磨损而狭窄时，就可能发生椎管狭窄。狭窄可压迫脊髓，导致髋部、臀部和腿部的疼痛、麻木

医生可能询问的问题

不论诊断什么形式的关节炎，医生都极度依赖您对症状和体征及其他相关信息的描述。将您的症状和体征及它们何时何处发生列出一个表格是个不错的选择。写两个星期的背痛记录或日记能帮助医生做出诊断。追踪您疼痛的剧烈程度、持续时间、性质（是什么感觉）和使其缓解或加重的因素。

以下是您可能被问到的症状或体征方面的问题：

· 多少关节受累？哪些关节疼痛？

· 身体两侧的同一关节都受累，还是只有一边受累？

· 疼痛是否从一个关节游走到另一个关节？

· 疼痛是从一个关节开始然后进展到其他关节的吗？这个过程有多快？

· 您的症状是逐渐开始的还是突然出现的？随着时间推移，它们是否加重或仍与原来相同？

· 您早晨或一段时间不活动（如看电视）后是否有僵硬感？晨僵持续多久？

· 一天中什么时候疼痛最剧烈？

· 如果您有手部疼痛，那么哪个关节最疼？

· 您是否有过全身乏力和不适？您经常感到疲劳吗？

· 有什么因素能使您的疼痛加重或缓解吗？

· 疼痛和移动困难影响到您的工作、睡眠或日常生活了吗？

· 除了关节问题外，您是否有其他症状？

· 您家是否有其他人有关节炎或风湿性疾病？

· 在症状首次出现前，您是否有过病毒或细菌感染性疾病、损伤、疫苗接种或使用过新的药物？

如果脊柱的关节面软骨被磨平，椎骨之间的椎间盘可能会磨损，它们之间的缝隙也会变得狭窄。还可能形成骨刺。这些改变可导致椎骨和软组织向脊椎管内移动。狭窄并不总是导致脊柱问题。但如果狭窄区域压迫到脊髓或脊神经，就可能会产生相应症状和体征。炎症在症状的发生发展中也可能起到一定的作用。

症状和体征

症状和体征通常逐渐显现并加重。您可能会注意到臀部、大腿和小腿肚的疼痛。其他症状包括：

- 始于髋部和臀部，沿坐骨神经向下放射至腿后部的疼痛；
- 腿的麻木、刺痛或痉挛；
- 难以站立或行走；
- 下背部疼痛；
- 颈部和肩部的疼痛；
- 失去平衡；
- 大小便的问题。

椎管狭窄的疼痛通常在前倾、下蹲或就座时加重。您可能会注意到当您走下坡路时疼痛更加明显。这一点与循环问题导致的疼痛不同，那种疼痛通常在走上坡路时加重，停止行走后缓解。

诊断和治疗

椎管狭窄的诊断可能很困难，因为腿疼通常是主要症状。

除了体格检查外，可能还会做影像学检查，如脊柱X光检查、MRI或CT。

许多椎管狭窄患者通过止疼药、休息、理疗、运动和其他保守治疗，可有效缓解症状。

如果疼痛不可忍受，影响到工作或进行其他活动的能力，或腿部逐渐无力，或对大小便的控制力下降，医生可能会推荐进行外科手术，以缓解压迫和维持脊柱的力量和完整性。

滑囊炎

不论是在工作还是在游玩中，当过度使用关节或重复让关节受压时，可能最终会患上滑囊炎，滑囊的一种痛性炎症。

滑囊是一种充满液体的小囊，起到缓冲关节内骨与骨之间的压力点及周围韧带和肌肉的作用。滑囊内表面的细胞可产生降低摩擦力的润滑液。人的身体内有超过150个滑囊，使关节能够轻松工作。

当一个滑囊发炎时，关节区域内的移动或受压就会带来疼痛。滑囊炎最常累及肩部、肘部和髋部。但膝部、足跟甚至拇趾根部也可能患滑囊炎。

滑囊炎最普遍的原因是刺激关节周围滑囊的重复移动或姿势。例如，如果长时间跪着，这个姿势对膝关节造成的压力就可引起膝盖骨前方滑囊的炎症。而反复挥动高尔夫球杆或掷球可影响肘部和肩部的滑囊。

滑囊炎也可能由过度使用、压迫，关节、肌腱或韧带受伤，感染或痛风引起。在许多时候，病因是未知的。因为滑囊靠近关节，人们有时会将滑囊炎误认为是关节炎。有的种类的关节炎也能导致滑囊炎。

症状和体征

如果患有滑囊炎，可能会感觉到关节周围的疼痛和触痛。关节可能会僵硬、难以移动，并且移动会加重疼痛。如果发炎的滑囊靠近皮肤表面，这一区域可能会红肿，触之有温热的触感。

髋部周围的滑囊炎不会引起可见的肿胀或皮肤发红，因为那个区域的滑囊存在于大块的肌肉之下。最初，可能会在髋部稍下方的股骨大转子对应区域感觉到一种灼烧样的钝痛。

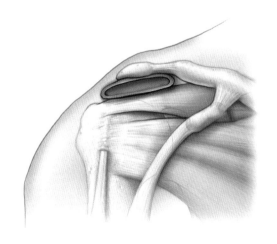

图2-8　滑囊是缓冲关节的囊状结构，滑囊炎是滑囊的炎症或疼痛。滑囊炎（这里是在肩部）可与多种类型关节炎同时出现

诊断和治疗

在仔细的体格检查后，当医生确定了触痛的具体区域时，滑囊炎通常可被诊断。为排除其他可能的不适原因，可能会做X光、MRI或超声检查。

滑囊炎的疼痛通常在约一周内的家庭治疗后消失，治疗方式包括休息受累区域和冰敷，以减少肿胀。服用非甾体抗炎药（NSAID）可有助于缓解疼痛和减轻炎症。

要避免滑囊炎成为慢性疾病，很重要的一点是防止病情突然加剧。预防措施包括保护关节、避免重复活动、拉伸和强健受累关节区域。

肌腱炎

肌腱是将肌肉附着在骨骼和其他身体结构上的纤维性粗索。传统上，肌腱炎被定义为肌腱的炎症，尽管在许多情况下发炎的程度可能很弱。肌腱可能会随着年龄的增加和因对肌腱施加的较大压力而磨损、部分磨破甚至有时完全断裂。

这一疾病仅在关节外和受累肌腱对应区域导致疼痛和触痛，它最常发生于肩部、肘部和膝关节。肌腱炎的一些常见名称包括网球肘、高尔夫球肘、投球手肩、游泳肩和跳跃膝。

疼痛也可能出现在腹股沟区域或脚跟上方的跟腱。

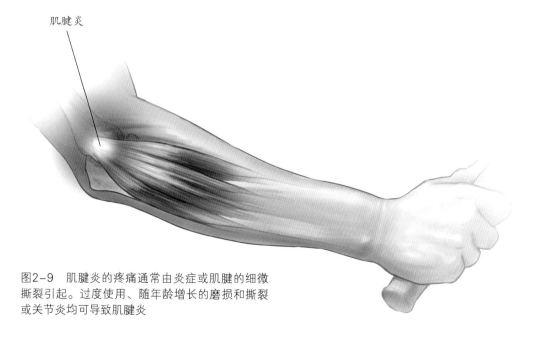

肌腱炎

图2-9 肌腱炎的疼痛通常由炎症或肌腱的细微撕裂引起。过度使用、随年龄增长的磨损和撕裂或关节炎均可导致肌腱炎

肌腱炎最为普遍的病因是受伤以及在工作或游玩时的过度使用。专业运动员和业余运动员同样易患此病。肌腱炎可能随类风湿关节炎和其他炎性风湿病一起出现。肌腱炎的发病风险随年龄增长而增加，因为您的肌肉和肌腱会逐渐丧失弹性。

症状和体征

肌腱炎的疼痛部位取决于哪一处肌腱受累。若一项活动需要用到附着在该肌腱上的肌肉，则疼痛通常在这项活动的过程中加重。例如，当转动前臂或去抓握一个物体时，网球肘就会在手肘的外侧引起疼痛。而高尔夫球肘的疼痛更多出现在手肘的内侧，这是因为二者受累的肌腱不同。

诊断和治疗

肌腱炎一般不需要医生的照护。治疗手段通常是休息、冰敷以减少肿胀以及按需服用止痛药。如果手肘或膝关节受累，将其用弹性条带缠起来可能会有所帮助。

肌腱炎的不适可在数周内消失。若疼痛干扰了正常活动或两周后仍未好转，应去看医生。为排除其他可能的问题，可能会做X光、MRI或超声检查。

在老年人和那些持续使用受累部位的人中，肌腱炎通常痊愈更慢，且可能成为慢性疾病。受累肌腱甚至可能撕裂或断裂。由于滑囊炎和肌腱炎在身体里的位置相近，二者可同时出现。

纤维肌痛

纤维肌痛是以广泛疼痛和僵硬、伴持续疲劳、睡眠障碍和情绪紊乱问题为特征的一种疾病。纤维肌痛的患者常说他们全身不舒服，或者感觉到他们好像经常患流感。

纤维肌痛与关节炎的不同之处在于，疼痛不是由关节的肿胀和破坏引起的，而是来源于其邻近组织如肌肉、肌腱和韧带。同时，纤维肌痛不像关节炎那样会导致炎症，它只引起疼痛。它也不是肌腱炎或滑膜炎。

据估计，美国的纤维肌痛患者约500万，且这些患者80%以上都是女性。一些因素可能会促进纤维肌痛的发生和进展：

· 大脑神经通路改变，导致异常的疼痛敏感性；

·大脑释放疼痛信号的特定化学物质（神经递质）异常增多；

·睡眠障碍；

·受伤或感染；

·压力或情感创伤。

症状和体征

纤维肌痛的主要症状是广泛、全身的肌肉骨骼疼痛。疼痛至少持续3个月，可以是一种深部疼痛、灼烧感或酸痛。它可能会因一天中的时刻、活动水平、天气、睡眠缺乏、压力或焦虑而不同。多数人会始终感觉到某种程度的肌肉疼痛，并且疼痛可以转移，就是说疼痛的部位可以变化。

纤维肌痛的诊断标准之一是有存在于身体特定部位的异常疼痛感，这些部位包括颈部、背部、手臂、腿和胸部。这些区域通常较为敏感，因此被称为压痛点，在它们受压时您会感到疼痛。纤维肌痛的诊断还可基于至少持续3个月的广泛疼痛伴其他相关症状。

有时纤维肌痛的患者感觉到他们的关节好像肿了，尽管关节并未发炎。其他常见的症状和体征包括：

·长期疲劳；

·睡眠问题，如难以入睡、夜间多次醒来、起床未恢复精神或感到疲惫；

·僵硬；

·头疼和脸部或下巴疼痛；

·消化系统问题，如腹痛、腹胀、便秘或腹泻；

·手足麻木或刺痛；

·抑郁、焦虑或心情改变；

·对天气和温度的变化敏感；

·对气味、噪声、明亮的光线和触摸敏感。

诊断和治疗

纤维肌痛往往难以诊断，因为其症状和许多其他疾病相像，也没有实验室检查能够证实这些症状是由纤维肌痛特异性导致的。一些纤维肌痛的患者可能还合并风湿性疾病，如骨关节炎或类风湿关节炎，这会让准确诊断难上加难。医生通常只有在排除了其他疾病以后才会诊断纤维肌痛，而排除其他疾病是一个漫长的过程。

尽管纤维肌痛更可能是慢性的，但它不是一种进展性的或危及生命的疾病。它没有破坏组织，也能通过治疗控制它的症状和体征。

治疗可能包括自我管理的策略如分级锻炼——一开始慢慢来，然后在病情和身体条件允许时逐渐增加强度的规律运动方案。适当缓和与调整，保持一致的活动水平，以防过度运动。减压、放松技巧和认知行为疗法也可能有帮助。

药物治疗有时也有助于控制纤维肌痛的症状，如抗惊厥药、抗抑郁药、肌肉松弛药、安眠药和止痛药。更多的药物信息参见第五章。

骨质疏松

骨质疏松是一种骨骼衰弱的疾病，它不像骨关节炎那样是由关节内覆盖骨的软骨被破坏引起，而是由钙和其他骨的重要矿物质随时间增长而逐渐流失造成的，这些物质的流失使得骨变细变弱，更容易碎裂。

骨关节炎导致僵硬和疼痛，而骨质疏松起初并无症状。骨折可能是此病的最早提示。

骨质疏松是在美国影响了约900万女性和约300万男性的常见疾病。发病风险随年龄增高而增加。50岁以上的人最有可能患此病。

骨是活组织，一生中骨都在不断地变化。老旧磨损的骨被分解和吸收，新的骨又形成以替代它们。当30多岁时，骨的强度逐渐降低，因为消失的骨比新形成的骨要多。当骨消失得过多，骨骼就变得更多孔、脆弱和易碎，骨质疏松也就发生了。患骨质疏松的风险部分取决于骨量，即年轻时产生的骨组织有多少，以及后来骨丢失的速度。低骨量和较差的骨质量（低密度）使该疾病进展迅速。

苗条、骨架较小的女性有更高患骨质疏松的风险。绝经后雌激素的陡然降低加速了骨的流失。饮食中的钙和维生素D不足也会加速这个过程。进食障碍如厌食症者风险也更高。特定的药物和疾病也能导致骨质疏松。

症状和体征

因为骨的流失在许多年内都不会有症状或体征，骨质疏松被认为是沉默的疾病。椎骨、髋骨、腕骨和其他骨的骨折引起的疼痛可能是最早的提示。脊柱的压缩性骨折导致椎骨塌陷，并造成身高的降低和弓背的姿势。

诊断和治疗

如果您有患骨质疏松的风险，您可能已经接受过诊断性的检查。一些风险因素列在下一页的"谁应该接受骨密度检查？"，首要的诊断工具是骨密度扫描和体格检查。

诊断性检查的目的是：

· 证实您有骨质疏松；

· 确定您低骨密度的严重性；

· 建立您的骨密度基线值；

· 确定可能使您易患骨质疏松的生化异常。

骨密度检查是医生预测您未来骨健康的最佳手段。根据检查结果，医生能确定您是否患骨质疏松，并对您骨折的易患性做出有力的预测。

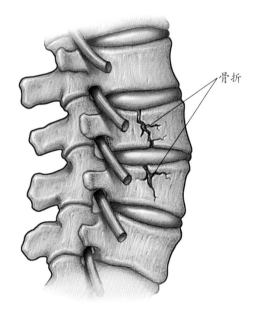

图2-10　骨质疏松导致骨变得细而多孔，脊柱的椎骨可能会变扁和骨折，导致身高降低和脊柱前凸

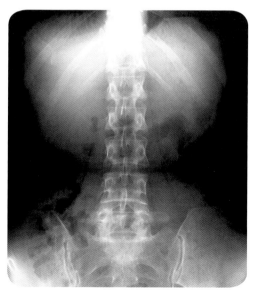

图2-11　不同密度的骨在X光片上的显示不同。骨盆和脊柱显示出了较致密的骨（更亮的区域）和较疏松的骨（更暗的区域）。骨质疏松的骨在X光片上更暗

骨密度扫描通常是简单、快速和无痛的。它使用特殊的X光或超声技术来测量骨中含有多少钙和其他矿物质（总称为骨矿含量）。

矿物质含量越高，骨越致密。骨越致密，强度就越大，也就越不可能碎裂。

药物如二碳磷酸盐化合物通常用于治疗骨质疏松。这些药物可减缓骨质破坏。一份规律运动的方案，尤其是负重运动和力量训练，对维持骨密度十分重要。

了解自身的骨质疏松风险因素同样十分重要。例如，如果嗜烟或酗酒，就是在增加骨折的风险。为保持骨的健康，吃富含钙和维生素D（有助于钙的吸收）的饮食就是极其重要的。

谁应该接受骨密度检查?

理论上，可能患骨质疏松的成年人都应接受骨密度检查，又称双能X射线骨密度仪（DXA）检查。早期的检查让他们有更多的时间采取预防措施并待之生效。这也是接受诊断和治疗的最佳第一步。记住：如果骨质疏松的进展可被延缓，那么预防就是您的目标。

以下人群被推荐做骨密度检查：

· 65岁或以上的女性和70岁或以上的男性。

· 50岁到69岁骨质疏松高风险者，如有骨折家族史、苗条、骨架小、身高降低、激素水平下降或是器官移植接受者。

· 50岁或以上有脆性骨折病史者。脆性骨折即骨过于易碎，比想象的容易碎裂得多。

· 合并低骨量相关疾病者，如类风湿关节炎、糖尿病和甲状旁腺功能亢进患者。

· 正在或即将接受与低骨量有关药物的治疗者，这些药物包括皮质类固醇类药物和甲状腺激素。

·正在接受骨质疏松治疗者。

骨密度检查通常不是一次性的。复查的频率取决于您的年龄和高危因素。1年是骨质疏松症患者骨密度明显增加或减少的最短间隔。即使您的骨密度在最初的检查中正常，也请计划在5年内进行复查。每隔几年进行一次骨密度检查可揭示您骨质流失的速度，该速度可作为骨折风险的潜在预测指标。

第三章

类风湿关节炎

类风湿关节炎是一种炎症性疾病，会引起膝关节的疼痛与肿胀，使患者感到疲惫与难受。虽然其确切的病因目前尚不清楚，但是自身免疫系统的异常反应会触发这种疾病。

细菌或病毒等微生物可能会导致人体患病，而免疫系统则是机体抵抗这些微生物的第一道防线。当免疫系统发现威胁时，就会激活一些特定的细胞、蛋白质或是化学物质，找出这些致病微生物并将其摧毁。

当机体的免疫系统与外来物质发生"战斗"时，炎症就是其典型表现。炎症反应会导致机体发热以及感染部位的红、肿、热、痛。

在类风湿关节炎及其他形式的炎症性关节炎中，正常免疫系统的工作出了岔子，免疫系统把自身的一些细胞错认为外来入侵者，从而引发了免疫系统对于各种组织和器官的疯狂攻击。这些错误攻击导致的慢性感染可能造成膝关节等身体部位的严重损伤。

这种免疫系统攻击自身机体的疾病也被称作自身免疫疾病。目前有多达80种的自身免疫性疾病。有研究发现，部分人存在这类疾病的遗传易感因素。在第四章中，还将介绍其他的炎症性关节炎。

疾病概述

目前在美国，约有130万人患有类风湿关节炎。近期一项研究显示，在未来的数年内，新发病例的数量，特别是女性患者的数量，将会有所增加。目前，科学家们正在研究其发生的原因。

事实上，类风湿关节炎在女性中的发病率是男性的3倍。这类疾病更易发生在老年人身上，并且往往在中年就开始出现症状。但是，这类疾病也可累及儿童和年轻人。

在类风湿关节炎中，炎症和免疫反应导致关节肿胀、疼痛和抽痛。这种疼痛、肿胀以及僵硬的感觉会使患者连一些最简单的动作都无法完成，比如开罐子或是散步。如果炎症持续很长一段时间，关节的结构就可能会受到损害，导致关节畸形。

在类风湿关节炎中，免疫系统的首要攻击对象是紧贴关节面被称为滑膜的保护层。血液中白细胞的职责是攻击不受欢迎的入侵者，这些白细胞离开血流进入滑膜，释放强力化学物质，导致滑膜发生炎症反应。

骨关节炎与类风湿关节炎的对比

骨关节炎	类风湿关节炎
影响270万美国成年人	影响130万美国成年人
常在40岁后发病，进展缓慢	常在25~50岁发病，在几周或几个月内进展迅速
可能累及身体单侧或双侧的一个或几个关节	常累及身体双侧的较多关节
主要累及几个特定关节，如髋部、手、膝和下肢关节	累及关节广泛，主要是手脚的小关节，以及手腕、手肘与肩的关节
引起发热和肿胀通常极少，晨僵也很短暂（不超过20分钟）；关节可能坚硬且呈骨性	引起发热、肿胀和逐渐延长的晨僵（常持续数小时）
可能引起赫伯登结节——远端指间关节的骨性肿大	不引起赫伯登结节
不导致全身难受和疲乏	常导致全身难受、疲乏，可伴有体重下降
血液检查类风湿因子与抗CCP抗体阴性，血沉与CRP正常	血液检查类风湿因子与抗CCP抗体呈阳性，血沉与CRP上升

随着炎症的进展，越来越多的免疫细胞进入滑膜组织。这些细胞与它们所释放的蛋白质及其他成分一起，共同导致本来纤薄的滑膜变厚，从而造成人体关节的疼痛、触痛和肿胀。

如果关节的炎症反应持续存在，那么结果往往会造成关节软骨、骨质以及软组织的损伤，韧带、肌肉与骨骼的力量也会被削弱。这些结构力量的减弱会导致关节的松动和最终的破坏。因此，类风湿关节炎的结局往往是关节逐渐失去其正常排列与形状。

研究者们认为，类风湿关节炎在其发病的1～2年，损坏的主要是骨骼，这一观点对于早期的诊断和治疗尤为关键。

与骨关节炎主要累及骨与软骨不同，类风湿关节炎可以侵犯全身，包括一些患者可能想不到的器官，如心脏、血管、肺和眼睛。尽管如此，其最常累及的部位依旧是关节。

类风湿关节炎会增加患骨质疏松类疾病的风险，尤其是当您使用糖皮质激素来治疗关节炎时。一些研究发现患有类风湿关节炎的患者更易发生感染、患上心脏病和一些肿瘤（如淋巴瘤）。

病因

科学家们为了寻找触发类风湿关节炎中导致免疫系统自我对抗的原因，已进行了数年的研究，但目前还是无法得知其确切的发病过程。

虽然类风湿关节炎其本身不是遗传性疾病，然而几个特定的基因可能会使患者更易患病。患病后症状的严重程度也与一些基因相关。

但这并不意味着如果有特定的基因，就一定会患类风湿关节炎——只是更容易患病。没有这些基因的人同样也有患类风湿关节炎的可能。

许多研究者怀疑，环境中的一些物质，如感染源，会诱发类风湿关节炎，尤其是在具有易感基因的群体中。虽然研究者们耗费了很大的精力分离特定的病原，如病毒或细菌，但目前尚无收获。

因为女性更易患类风湿关节炎，因此研究者们猜测生殖相关的激素如雌激素可能与发病有关。但激素究竟是如何影响疾病过程的还不甚明朗。

吸烟也是增加患病风险的一个因素，并且会加重病情的进展。

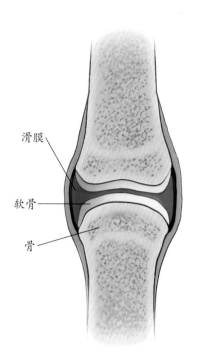

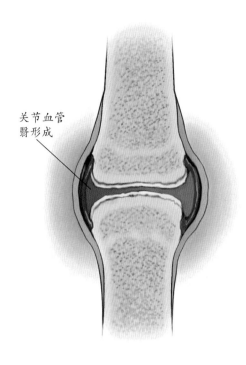

A.滑膜在关节周围形成一层保护囊。其中的滑液起到润滑关节的作用

B.感染导致滑液变黏稠，形成翳。关节肿胀，发热

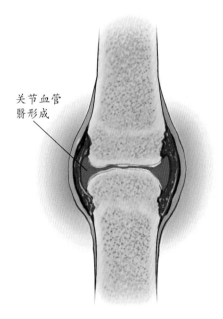

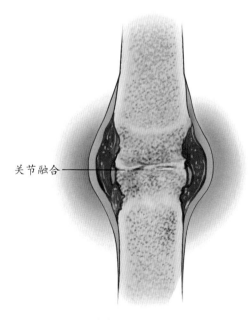

C.关节翳中的细胞释放损坏软骨和骨的酶，侵蚀软骨，导致骨骼与关节之间的空隙缩窄

D.肌腱与关节囊可能会发炎。肌腱缩短导致移动关节时感到疼痛，从而导致骨关节的融合

图3-1　类风湿关节炎中的关节改变

不论遗传和环境的触发因素如何组合，最后的结果都是免疫系统攻击自身关节的自身免疫性疾病。

症状与体征

类风湿关节炎会在方方面面对患者的生活产生影响。一个普遍的模式是发作期与缓解期交替出现：先有一段症状和体征恶化的时期，称为发作期；接下来的一段时期症状会有所缓解，称为缓解期。

一些患者的病情较为严重，疾病不断活跃，并且持续多年。而对于另一些患者，疾病的症状和体征只在一段时间内出现，持续几个月或几年后便再不发作。

类风湿关节炎的症状表现因其严重程度而有所不同，可能持续存在，也可能断断续续。其症状和表现包括：

- 关节疼痛，尤其是手脚的小关节；
- 关节和肌肉出现疼痛或是僵硬的症状，特别在早上或是休息之后；
- 受累关节发热和肿胀；
- 受累关节活动受限；
- 疲劳，发作期加重；
- 低烧；
- 整体不适；
- 体重下降；
- 关节变形。

与骨关节炎迅速恢复的晨僵不同的是，类风湿关节炎的晨僵会持续一小时乃至数小时。在一段时间的休息或是不活动后，僵硬又会重新出现。

类风湿关节炎多会同时造成多个关节的不适。尽管任何关节均可受累，大多数人的炎症症状从腕部、手部和足部开始。随后疾病会进展到其身体的其他部位如膝关节、肩部、手肘、臀部、颌骨和颈部。通常来说，身体两侧都会经历同样的症状，如双手的指关节。

与骨关节炎相比，类风湿关节炎更容易导致残疾。在最开始的发病和之后的发作期中，受累关节肿胀、疼痛、压痛和发热。一些关节的肿胀或是变形会限制其灵活性。但对于另一些关节来说，即使是更严重的类风湿关节炎，其活动性也不会丧失。

在皮下的骨性区域之上，可能出现一些小肿块，称为类风湿结节。它们可能出现在手肘、手部、膝关节、脚趾与头后部。结节往往无痛，可以是一颗豌豆到一个核桃的大小。

一些患有类风湿关节炎的患者可能会有贫血的症状，即红细胞的数量减少。眼干与嘴唇发干也会偶然发生。一些患者还会感到抑郁与紧张。

在较为罕见的情况下，该疾病可能会导致血管的炎症（血管炎），使皮肤上出现红色小点。更严重的血管炎会导致皮肤溃疡与神经损伤。类风湿关节炎其他罕见的症状还有胸膜的感染（胸膜炎）或是心脏外层的感染（心包炎）。

诊断

类风湿关节炎的早期诊断是具有挑战性的。没有任何一个检查可以单独确诊该病，而症状和表现也都因人而异。即使是一个经验丰富的风湿病学家也很难确认一个患者的症状是由类风湿关节炎还是其他疾病导致的。

医生们常常使用一系列工具来诊断类风湿关节炎并排除其他情况。疾病史，包括患者自己对于症状的描述和症状开始的时间，都是非常重要的诊断的出发点。例

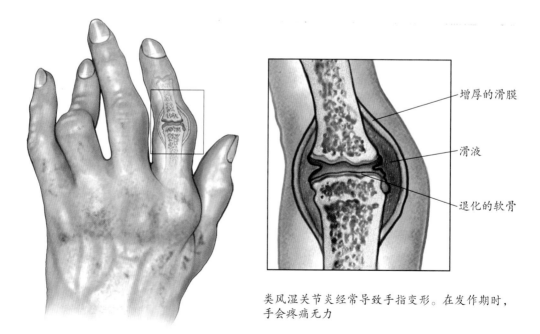

增厚的滑膜

滑液

退化的软骨

类风湿关节炎经常导致手指变形。在发作期时，手会疼痛无力

图3-2 类风湿关节炎患者的手部

如，医生会想知道患者经历的晨僵及其持续时间。

体格检查也可以显示出很多重要的信息。医生会检查关节、皮肤、反射和肌肉力量，以寻找类风湿关节炎的经典表现，如关节肿胀与压痛、关节的运动受限或是关节排列不整。医生也会通过测试特定身体机能来评估病情，如握力或是行走时间。

血液检查

如果患者已经出现类风湿关节炎的症状，医生会进行一些特定的实验室检查。一些不同种类的血液检查可提供有价值的线索。即使在没有一个检查的阳性结果足以证明患者患有类风湿关节炎时，但以下检查和体格检查通常会为医生确诊提供足够的信息。

全血细胞计数

全血细胞计数（CBC）通过测量血液中不同成分来评估健康状况与各种症状。例如，低红细胞数（贫血）常常与类风湿关节炎相关，而白细胞数在类风湿关节炎的患者中往往正常。

红细胞沉降率

有时也被称为血沉。这项检查可以反映体内的炎症反应活跃性，它是将血液标本放置在细长的试管中，测量红细胞沉至管底的时间。若细胞下沉的速度快，则提示存在炎症反应，即类风湿关节炎的活跃表现。而在骨关节炎中，血沉则正常。

这一项检查简单廉价，但是由于血沉会随着年龄的增加而升高，对于老年人来说很难确定其正常范围，因此对老年人并不准确。

C反应蛋白

当体内出现炎症时，肝脏会迅速制造大量的C反应蛋白（CRP），并将其释放入血。CRP检测将测出这个蛋白在体内的水平。在类风湿关节炎的患者中，CRP水平会出现典型的增高。

相比血沉的检查，CRP检测在活跃性的类风湿关节炎中非常敏感，可以检测到很小剂量的炎症反应。但在一些情况下，即使在活跃的炎症反应期，CRP的水平也不会升高。研究者尚不清楚其原因。

在任何时候，红细胞沉降率与CRP检测都可被用于辅助判断炎症反应的程度。

类风湿因子

该检查是检测血液中一种被称为类风湿因子的抗体。抗体，是由体内免疫系统产生的、用于攻击细菌等进入体内的外来物质的蛋白质。有了这种蛋白质，身体才得以将这些外来物质灭活并清除。但类风湿因子这类抗体靶向的是体内的自身蛋白质，而非外来物质。

大多数患有类风湿关节炎的患者血液中都有这类异常抗体，而患有骨关节炎的患者中却没有。

但是类风湿因子并不是导致类风湿关节炎的病因。在其他疾病中，这类抗体也会出现，因此它并非类风湿关节炎所特有。

抗环瓜氨酸肽（CCP）抗体

抗CCP抗体检测的是血液中的抗环瓜氨酸肽抗体。抗环瓜氨酸肽抗体和类风湿因子一样，是免疫系统感知到体内威胁时释放的蛋白质——在本病中威胁来自一种叫瓜氨酸的蛋白组分。

抗CCP抗体在超过半数的早期类风湿关节炎患者的血液中都存在，因此这项检查可用于类风湿关节炎早期的诊断。很多类风湿因子检测阴性的患者，抗CCP抗体都有所升高。因此大多数患有类风湿关节炎的患者体内都有抗CCP抗体。

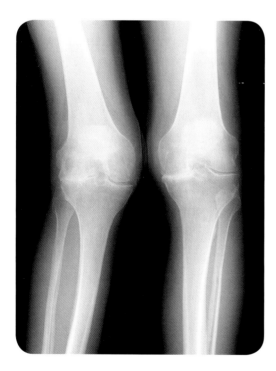

图3-3 X光图像显示，两膝关节均有类风湿关节炎。关节表面的软骨已受到严重的侵蚀，但膝关节的一侧受累更为严重

影像学检查

除了血液检查，您的医生也会使用X光检查受累关节的损伤程度。收集多次就诊的一系列X光片可以显示出类风湿关节炎的进展。随着疾病的进展，许多患者的骨骼末端会出现小孔（侵蚀），以及由于软骨丢失而导致的关节间隙狭窄。

由于从活跃的炎症到出现X光可显示的损害往往需要几个月的时间，

医生在症状刚出现时可能不会采用X光检查。而核磁共振成像（MRI）可以检测到X光无法检测的早期炎症与软骨损害，因而在检查类风湿关节炎时更为有效。

治疗方法

虽然目前并没有治愈类风湿关节炎的方法，但是医生们相信尽早治疗有很大价值。他们发现，发病之初有一段窗口期，是在关节发生不可挽回的损伤之前采取措施的好机会。

因此，近几年的治疗方案逐渐向早期便使用强效药物转变，如使用疾病缓解性抗风湿药（DMARD），可以缓解疾病而不仅仅是对症治疗。这类药物可以抑制过度活跃的免疫系统，使得病情得到更好的控制。

医生还可能要求患者联合使用其他药物用于控制炎症并且防止关节损伤。除了药物，还可以采用其他一系列的治疗，包括锻炼、物理治疗、保护关节以及自我护理。在一些情况下，手术也可能是有必要的。

经过适当治疗后，许多类风湿关节炎的患者可以避免残疾这种严重后果。在本书的最后一章中，将会介绍更多的针对性治疗方法。

慢性疾病

当患者最初被诊断为类风湿关节炎时，很难预测疾病最终会进展到多么严重的状况。病情可能一直很轻微，也可能恶化。对于大多数人来说，尽管症状的严重性不尽相同，但这是一种慢性疾病。痛苦的发作期可能会与缓解期规律地交替。

如果类风湿关节炎的症状已经持续了四五年，那么疾病很可能需要长期的治疗。医生可能需要通过规律的测试以及周期性的检查来监测疾病。

在疾病发生10至20年，炎症反应的症状，特别是关节肿胀的现象，可能最终会稳定，但是关节变形与疼痛不会有所缓解。

早期的诊断以及积极的治疗可帮助患者避免持续的疼痛以及关节损伤。类风湿关节炎影响日常生活的程度部分取决于患者如何应对此病，但是很多人都可以拥有长久而丰富的生活。

幼年特发性关节炎

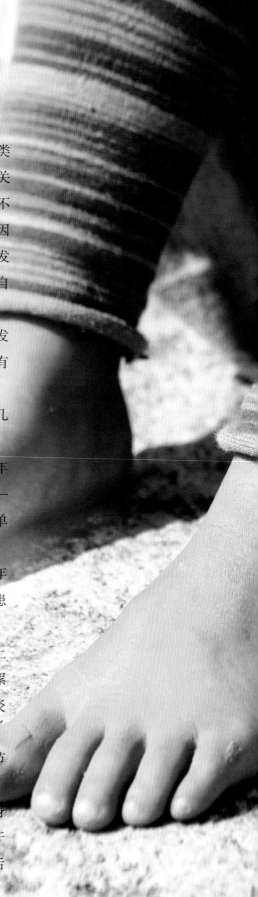

幼年特发性关节炎（JIA），也被称为幼年类风湿关节炎，是一种在16岁及以下的儿童中导致关节炎症反应的慢性疾病。特发性的意思是指病因不明，即目前对于导致幼年特发性关节炎的准确病因尚不清楚。但是，与类风湿关节炎类似的是，特发性关节炎也是一种受遗传和环境因素共同影响的自身免疫性疾病。

在美国，近30万儿童患有某种形式的幼年特发性关节炎，这是最常见的慢性儿童疾病之一。只有一小部分患儿到成人阶段还依旧患病。

根据疾病的特点，幼年特发性关节炎被分为几种不同的类型，包括：

·**寡关节炎（少关节炎）**：这是最常见的幼年特发性关节炎形式，影响4个或4个以下的关节——主要是膝关节或踝关节等大关节。通常只会影响单侧膝关节。相比男孩来说，女孩更易患此类疾病。

寡关节炎更常发生于4岁以下的儿童。随着年龄的增大，病情会有所减轻。但是年龄大于4岁的患儿往往会进展为多关节受累，并持续至成人阶段。

·**多关节炎**：这类关节炎会影响5个或5个以上的关节——多为手或足的小关节。这类疾病往往累及身体两侧的同一关节，比如双侧手腕。多关节炎可以在任何年龄阶段发病，女孩发病多于男孩。

一些患有多关节炎的孩子表现出成人类风湿关节炎的很多经典特征，包括类风湿因子（RF）阳性。

·**系统性关节炎**：系统性关节炎可以影响到身体的很多部位，不仅仅局限于关节。该病往往起于突发突止的发热与皮疹。关节的症状往往在发热后的数月甚至数年后才表现出来。

·**其他类型**：附着点炎相关关节炎（ERA）包括一组累及后背及骨盆关节的疾病。"附着点炎"是指韧带或是肌腱与骨骼相连的部位（附着点）的炎症。附着点炎相关关节炎常见于8岁以上的男孩中，与基因的关系非常紧密。

另一类特发性关节炎是银屑病性关节炎。患有这类疾病的孩子既有关节炎也有银屑病，即导致皮肤出现片状红疹的疾病。银屑病性关节炎和附着点炎相关关节炎是幼年特发性关节炎中最少见的形式。

症状和体征

幼年特发性关节炎的症状与表现在儿童之间差异较大。症状可以每日甚至在同一日内波动。其症状可能包括：

·**关节肿胀、僵硬以及刺痛**。孩子们可能不会诉说关节肿痛。相比之下，家长可能会注意到孩子一瘸一拐，与平时相比不太活跃，或是不愿使用一侧的胳膊或腿。家长可能发现孩子在爬行、走路、跳跃、涂色、系鞋带、进食或是拿杯子、拿勺子时非常吃力。早晨或是小睡过后不适会更为明显。

·**发热与皮疹**。这是系统性关节炎的典型症状。发热与皮疹可能迅速发生，又迅速消退。患有系统性关节炎的孩子可能还存在淋巴结的肿大。

·**眼部炎症**。在几种幼年特发性关节炎中都可能发生眼部的炎症反应，特别是在寡关节炎中。症状和体征可能包括眼部疼痛、红肿或是畏光，也可能没有症状。由于眼部感染可能会导致失明，因此建议进行定期的眼部检查。

正如其他类型的关节炎，幼年特发性关节炎也有症状发作的时期（发作期）和症状消失的时期（缓解期）。

诊断与治疗

幼年特发性关节炎的诊断主要依赖于疾病史以及体格检查。血液检查可以辅助鉴别其精确类型，包括：

·**红细胞沉降率（血沉）和C反应蛋白（CRP）**。与成年人的类风湿关节炎类似，血沉和CRP的升高提示存在炎症反应。这一检查可以帮助鉴定疾病的严重性以及排除其他情况。

·**抗核抗体**。抗核抗体是自身免疫疾病患者的免疫系统产生的蛋白，包括关节炎患者。抗核抗体在40%的特发性儿童关节炎中都存在。

除了实验室检查，X光检查也可以用于排除骨折、肿瘤、感染以及先天性缺陷的情况。X光可以用于针对骨骼发育以及潜在关节受损的后续检查。也可以进行其他的血液检查寻找感染以及恶性肿瘤的证据。

孩子的医生可能会从肿胀的关节中抽取一些液体以缓解疼痛并且鉴定引起关节炎的病因。

幼年特发性关节炎的治疗方式取决于孩子的关节炎类型以及其症状。对于所有患病的孩子来说，治疗的目的在于维持正常的运动以及社会活动，为了达到这一目的，医生可能会使用一些联合疗法来缓解疼痛以及肿胀，保持关节的活动性与力量。

治疗方法可能包括药物治疗、康复治疗、眼部护理、牙齿护理以及良好的营养。

药物治疗除了缓解疼痛和肿胀之外，还可用于缓解疾病的进程并且维持正常的骨骼发育。最初的治疗往往包括非甾体抗炎药物（NSAID）。

糖皮质激素往往用于治疗关节的感染，疾病缓解性抗风湿药（DMARD）以及生物类药物在疾病后期也会使用。

对于患有幼年特发性关节炎的孩子，家长们可以鼓励他们进行运动、以积极的心态和行为进行日常生活。家庭成员们也需要注意帮助孩子们处理患病的情绪。

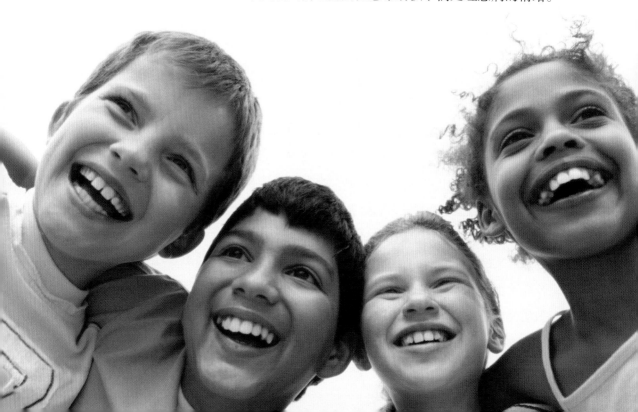

第四章

其他炎性疾病

除骨关节炎和类风湿关节炎外，还有100多种其他疾病属于关节炎。它们中的许多并不常见。而且，医生们不断发现着新的关节炎综合征及现有关节炎疾病的新的亚型。有些疾病较轻，可通过治疗迅速治愈。而有些则累及全身，影响血管和多种器官。

即使在患有相同类型关节炎的人群中，症状和体征差别也可以很大。同时，不同疾病种类的症状和体征常常会有重叠，这使得诊断疾病类型具有挑战性。

与类风湿关节炎一样，遗传因素在其他种类的关节炎中也发挥作用。人们已经确定一些基因与一些特定类型的关节炎有关。但即使遗传了患关节炎的倾向，其他因素也会参与到疾病的发生中。本章将讨论一些其他形式的关节炎。

痛风

痛风是自古以来人们认为的一种痛苦的关节炎疾病。它会导致一些关节突然剧烈的疼痛、触痛、发红、发热和肿胀。痛风通常一次影响一个关节——一般是拇趾的大关节。但它也可以发生在脚、脚踝、膝关节、手和手腕上。幸运的是，痛风是可以治疗的，而且人们有办法降低其复发的风险。

近几十年来，痛风的患病率一直在增加，目前已经影响了800多万美国人。尽管男性患痛风的可能性比女性高，但女性在进入更年期后患病风险会增加。

痛风由血液中过量的尿酸引起。通常，尿酸——一种代谢废物——溶于血液并通过肾脏过滤，从肾脏进入尿液，然后排出体外。但有时身体会产生过多的尿酸，

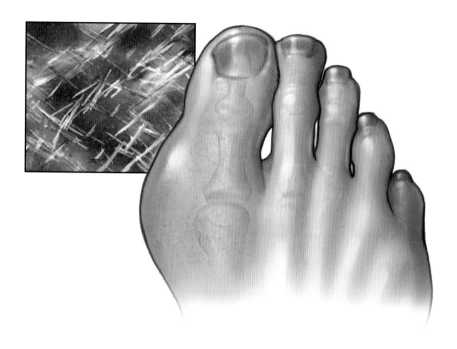

图4-1 当身体系统中有过量的尿酸时，就会出现痛风。一般在脚的关节内形成微小的结晶，并可引起剧烈疼痛、炎症和发红

或者更常见的是，肾脏不能充分过滤尿酸。当尿酸积聚在血液中时，它会在关节或周围组织中形成微小的尿酸盐晶体。这种针状晶体形态尖细，会引发强烈的炎症反应。

症状和体征

痛风通常在夜间突然发作。可能睡觉时没有感觉什么不舒服，但接着在半夜醒来，会感到拇趾像着了火，并伴有剧烈的疼痛和肿胀。受累的关节可以呈红色或紫色、发热而且非常柔软。

疼痛通常会持续5到10天，然后完全消失。患者会经历一个没有任何症状的时期，然后再经历一个痛苦的时期。饮酒过量、食用过多特定食物、手术、严重疾病或关节损伤均会导致痛风发作。

痛风如果不治疗，多年后可能会导致一处或多处关节持续肿胀、僵硬和疼痛。尿酸结晶会堆积成大块沉积物，看起来像关节周围皮肤下的肿块，称为痛风石。

诊断和治疗

痛风是通过从发炎关节中吸出（抽吸）的液体中发现尿酸结晶来诊断的。非甾体抗炎药（NSAID）有助于缓解痛风发作时的疼痛和炎症。秋水仙碱（Colcrys）也可用于治疗症状或预防再发。

一旦痛风急性发作得到控制，医生会开一种药物来降低未来发作的风险。预防性药物包括别嘌醇（Zyloprim，Aloprim）、非布索坦（Uloric）和丙磺舒。它们有助于保持尿酸水平在正常范围内。

如果痛风无法控制，或者使用这些药物后尿酸水平不能恢复正常，建议使用聚乙二醇重组尿酸酶（Krystexxa）。可能还需要注意饮食，避免食用过多来自动物的蛋白质、限制饮酒并且多喝水。

假性痛风

假性痛风（pseudogout）也称为急性焦磷酸钙结晶关节炎，当二羟焦磷酸钙结晶（CPPD）在关节内面（滑膜）聚集时引发疼痛和肿胀。

假性痛风虽然症状与痛风相似，却是由不同类型的结晶引起的。这两种类型的关节炎也倾向于在不同的关节内发生。痛风最常累及拇趾，而假性痛风则更易在膝、腕或踝部发生。

假性痛风和痛风：有什么区别?

疾病	病因	症状和体征	好发人群	治疗
假性痛风	二羟焦磷酸钙结晶在关节内沉积	疼痛和肿胀，通常在大关节，如膝关节	老年人	非甾体抗炎药，类固醇，秋水仙碱
痛风	尿酸结晶在关节内沉积	疼痛和肿胀，通常在拇趾这样的关节	老年男性	非甾体抗炎药，类固醇，秋水仙碱，别嘌呤，非布索坦，丙磺舒，聚乙二醇重组尿酸酶

任何人都可能得假性痛风，但其在60岁或以上的老年人中最常见。该疾病可以在没有明显诱因或在急性疾病或手术恢复期间发生。遗传因素可能与其发生有关。关节损伤、骨关节炎、甲状旁腺功能亢进、甲状腺功能减退或铁储存过量也可能与其具有相关性。

症状和体征

假性痛风可能突然发生，在受累关节中引起剧烈疼痛、肿胀和发热。通常只有单个关节的受累，最常见的是膝或腕。

诊断和治疗

假性痛风类似痛风的一点是，其亦可通过检查受累关节滑膜液样本中的CPPD晶体是否存在来诊断。X光片可以显示关节损伤及关节软骨中结晶沉积的证据，称为软骨钙质沉着症。

治疗可以减轻疼痛和炎症，但不能清除关节的CPPD晶体。药物包括非甾体抗炎药，如布洛芬（Advil，Motrin IB等），萘普生（Aleve，Naprosyn）和吲哚美辛（Indocin）。另一种选择，尤其是对于膝关节等大关节而言，可以用皮质类固醇注射。通过吸出（抽吸）关节液来缓解疼痛和压力。为了防止再发，低剂量的秋水仙碱或非甾体抗炎药可能有效。

脊柱关节炎

脊柱关节炎是指一组在连接脊柱与骨盆的关节（骶髂关节，在此处肌腱和韧带附着于骨骼）以及在下肢和脚趾关节中引起炎症的自身免疫性疾病。这种关节炎通常只累及身体的一侧。

该组中的疾病包括强直性脊柱炎、反应性关节炎、银屑病性关节炎和炎症性肠病性关节炎。缺乏这四种疾病任何一种的特征表现者被归类为"未分化"脊柱关节炎。如其他类型的关节炎一样，脊柱关节炎源自遗传和环境因素的共同作用。

症状和体征

患有脊柱关节炎的人一般有随活动改善且不随休息改善并在夜间发作的炎症性背部疼痛。背痛通常始于40岁之前并逐渐恶化。膝关节或脚踝可能会发生炎症，但也可能涉及任何关节。手指或脚趾的肿胀可能会导致非常轻微的疼痛或压痛。脊柱关节炎的其他症状和体征包括眼部发炎伴疼痛、红肿和光敏感，以及肠道炎症。

诊断和治疗

医生将根据您的症状和体格检查做出诊断。X光，计算机断层扫描（CT）或核磁共振成像（MRI）会有所帮助。例如，脚的X光检查可以显示这种疾病的典型变化。血液检查可以帮助排除其他类型的关节炎。可能还会检测HLA-B27基因，这是一个与几种类型的脊柱关节炎都相关的基因。

物理疗法和运动（包括拉伸及全范围关节运动）有助于保持关节的灵活性和良好的姿势。还可以使用数种类型的药物来控制炎症。这些包括第五章讨论的非甾体抗炎药、皮质类固醇、疾病缓解性抗风湿药和生物制剂。

强直性脊柱炎

强直性脊柱炎是一种主要引起骶髂关节和脊椎椎骨炎症的慢性疾病。它也可能累及肌腱和韧带附着骨骼的地方（附着点），臀部、肩部、膝关节和脚的关节，肋骨和脊柱之间的关节以及眼睛、心脏和肺部。

强直性脊柱炎在男性中更常见，通常在成年早期开始。许多患有此病的人携带有HLA-B27基因。拥有这个基因并不意味着就会患这种疾病——事实上，大多数带有该基因的人不会患上强直性脊柱炎。这种疾病往往有家族史，而且其他基因可能也发挥了作用。

症状和体征

许多强直性脊柱炎患者的病情较轻，只累及一小部分区域，而一些患者却病情严重，会导致身体畸形和其他并发症。

早期症状和体征通常包括腰背部和臀部的疼痛和僵硬，或臀部深处的钝痛。起初疼痛可能会先出现，并且在早上和经过一段时间不活动后往往会变得更严重。

脊柱下部的灵活性丧失是强直性脊柱炎的早期征兆。随着时间的推移，疼痛和僵硬可能会进展到患者的脊柱和其他关节，比如肩部。

强直性脊柱炎是一种慢性病。随着炎症持续存在，新骨形成成为愈合过程的一部分。椎骨可能会生长或融合在一起，形成骨性增生并变得僵硬和不灵活。融合还可使患者的肋骨变僵硬，限制肺容量和肺功能。

许多强直性脊柱炎患者会出现眼部炎症（葡萄膜炎）和肠道炎症。在晚期阶段，症状和体征可能包括长期的弯腰姿势、疲劳、食欲不振和体重减轻。

诊断和治疗

如果您的症状很轻微，强直性脊柱炎的早期诊断会很困难，因为患者可能会将它们归因于更常见的背部疾病。

当医生怀疑是强直性脊柱炎时，会进行X光检查来看患者的关节和骨的变化，尽管这种疾病的特征性改变在早期可能并不明显。如果X光片阴性，医生会要求对骶髂关节和下脊柱进行MRI或CT检查。血液检查中血沉加快和HLA-B27基因可能有助于确诊。

许多强直性脊柱炎患者能够正常地、积极地生活。有效的治疗可以减少疼痛，并且有助于预防并发症和身体畸形。拉伸和呼吸练习、适当的姿势和物理治疗是治疗过程的重要因素。

非甾体抗炎药有助于缓解疼痛和炎症，此外，阻断肿瘤坏死因子（TNF）的药物在改善症状和体征以及改善生活质量方面非常有效。更多相关信息，请参阅第五章。

反应性关节炎

反应性关节炎是指因身体其他部位的感染而引起的炎症性疾病。许多不同类型的传染性微生物可以引发关节炎症。反应性关节炎以前被称为赖特综合征（Reiter's syndrome）。

典型的反应性关节炎是由肠道、生殖器或尿道细菌感染引起的。肠道途径是由食源性感染沙门氏菌、弯曲杆菌、志贺氏菌或耶尔森氏菌引起的。生殖器途径是由

关节炎和炎症性肠病

大约有140万美国人患有克罗恩氏病或溃疡性结肠炎，这是引起消化道慢性炎症的两种常见类型的炎症性肠病（IBD）。多达25%的炎症性肠病患者也患有肠病性关节炎。

一些研究人员认为，这种类型的关节炎可能由肠道细菌在发炎肠道内的免疫反应造成。由于这类患者常常感到多关节尤其是膝关节和脚踝的疼痛和肿胀以及脊柱的僵硬，因此这种疾病也被认为是脊柱关节炎的一种类型。

性传播感染衣原体等原因引起的。总体而言，20至40岁的男性最有可能患有反应性关节炎。

有细菌感染并不意味着就会得关节炎。人们认为反应性关节炎发生在具有遗传易感性的人群身上——许多患有此病的人携带HLA-B27基因。拥有这种基因也不意味着感染时一定会出现反应性关节炎。

症状和体征

反应性关节炎通常导致膝关节、脚踝、脚和臀部的疼痛和肿胀。其他如手腕和手指关节受累较少。肌腱的炎症（肌腱炎）或肌腱附着于骨骼处的炎症（附着点炎）比较常见。这通常导致脚踝后跟疼痛（跟腱炎）。下背部和臀部也可能会疼痛。

反应性关节炎的一个特征表现是关节症状，但该病同时也会引起眼睛、皮肤和从膀胱引出尿液的管道（尿道）发炎，从而导致眼部疾病、皮疹、排尿频率增加和排尿时有烧灼感。

症状和体征通常在感染后几天至几周开始出现。疼痛和不适感可能会持续数周或数月。一部分患者症状和体征会在几天内消退，而大多数患者会在一年内康复。还有一些患者在初始症状消失后重新出现症状和体征。

诊断和治疗

反应性关节炎有时不易被发现，因为症状和体征可能会比较轻微。医生会进行检查，看看是否有任何与反应性关节炎相关的感染。血液检查，如血沉、类风湿因子和抗核抗体检测，有助于确诊患者的关节炎类型。还可能会检测是否携带HLA-B27基因。

抗生素可被用于治疗，以消除活动的细菌感染。医生会开非甾体抗炎药和皮质类固醇药物来缓解关节疼痛和炎症。也可以开疾病缓解性抗风湿药，如柳氮磺吡啶和甲氨蝶呤或抑制一种被称为肿瘤坏死因子的蛋白质的药物。更多有关信息，请参阅第五章。

银屑病性关节炎

在大约750万患有银屑病的美国人中，有10%到30%患有慢性炎症性关节炎，即银屑病性关节炎。

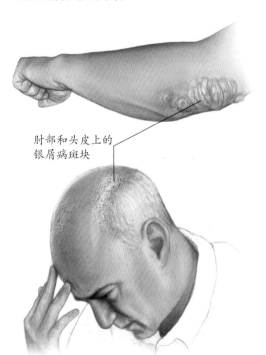

肘部和头皮上的
银屑病斑块

图4-2 银屑病最常见于肘、膝、躯干和头皮。干燥的红色皮肤斑块覆盖着银色的鳞片。受累的关节会变得肿胀和僵硬

除了银屑病典型的鳞状皮肤红斑外，银屑病性关节炎患者还会有关节肿痛，特别是手指和脚趾的肿痛。他们也可能出现炎症性眼病。

银屑病性关节炎同时影响男性和女性。大多数患有此病的人在有关节炎症状之前就已长期患有银屑病。银屑病通常在20或30多岁的成人中出现，而银屑病性关节炎可能在20年后才出现。儿童也可以得银屑病性关节炎，患病年龄通常在9至12岁。

银屑病和银屑病性关节炎都是自身免疫性疾病。大多数银屑病性关节炎患者都有患此病的近亲，研究人员也已经发现了一些可能与之相关的基因突变。在具有银屑病性关节炎遗传易感性的人群中，环境中的某些物质（如病毒或细菌感染或身体创伤）可能会诱发该疾病。

症状和体征

银屑病是一种皮肤疾病，以由粗糙、干燥的死细胞堆积形成的较厚的鳞屑为特征。这些厚厚的红色皮肤斑块通常出现在肘、膝关节、头皮或脊柱下部。指甲可能会变得凹凸不平、变色并与甲床分离。

关节炎症状包括疼痛、发红、肿胀和关节活动减少，尤其是手指和脚趾的小关节。脊柱关节和骶髂关节也可能受累。晨僵常常持续30分钟以上，并且一段时间不活动之后也常有关节僵硬。

不同类型的银屑病性关节炎会引起不同的症状。例如，在较轻的不对称关节炎中，手指和脚趾的肌腱发炎会使它们像小香肠一样肿胀。而在罕见的脊柱炎中，脊柱炎症使得运动变得痛苦而艰难。

诊断和治疗

要被诊断为银屑病性关节炎，必须具有银屑病和关节炎的症状。诊断会比较困难，因为在成人中，皮肤和关节很少同时发病。

医生会利用血液检查来检测血沉和类风湿因子，以排除类风湿关节炎。X光片会显示银屑病性关节炎中不同于其他关节炎的关节变化。

对于大多数银屑病性关节炎患者来说，这种疾病会有点麻烦，但不会是一个大问题。如果病情轻微，医生会推荐非甾体抗炎药。如果这些药物不能控制炎症，还会有其他药物治疗，如疾病缓解性抗风湿药或生物制剂。更多有关信息，请参阅第五章。

各种治疗方法，包括口服药物、药膏和乳膏以及紫外线或阳光（光线疗法）都可用于治疗皮肤症状。

干燥综合征

唾液和泪液的分泌随着年龄的增长而轻度减少是正常的。如果患有干燥综合征（Sjogren's syndrome），唾液腺和泪腺会发炎，这会明显影响液体流动，导致口腔干燥、眼睛有沙砾感。

干燥综合征是一种自身免疫性疾病，可以单独出现或与类风湿关节炎、系统性红斑狼疮、硬皮病或多发性肌炎一起发生。

在干燥综合征中，免疫系统攻击的主要目标是位于眼部和嘴部分泌液体的黏膜和腺体。

这种疾病也可以导致女性阴道干涩以及肌肉、关节、肺、肾和胃出现问题。

干燥综合征可能影响了多达400万美国人。女性比男性更容易患病——通常见于40岁以上的人群。研究人员认为，包括基因在内的许多因素都会导致干燥综合征的发生。

症状和体征

典型症状是口干和眼睛干涩。眼睛会感觉好像有异物（如污垢）滞留在其中，并且患者可能无法吞咽或咀嚼。其他症状和体征包括：

- ·龋齿；
- ·长时间的疲劳；
- ·由于鼻子、喉咙和肺部干燥引起持续性干咳或声音嘶哑；
- ·关节疼痛、肿胀和僵硬；
- ·眼睛里有黏液样的丝，特别是在早上；
- ·下巴后方和耳前的唾液腺增大；
- ·皮疹，包括紫色斑点；
- ·气促；
- ·味觉的改变；
- ·恶心、胃痛或消化不良；
- ·阴道干涩；
- ·雷诺现象（由寒冷或压力引起的肢端麻木、疼痛或皮肤颜色变化）。

诊断和治疗

医生会记录症状和体征病史，并进行体格检查，包括眼科检查以评定眼睛的干燥程度。也会进行血液检查和唇部活组织检查，即取含有小块唾液腺组织的样本进行分析。为了确定炎症是否损伤了唾液腺，患者会接受一种称为涎管造影的特殊的X光检查。

大多数患有干燥综合征的人可以通过自我保健计划缓解许多症状，包括使用人工泪液、眼药水和保湿液，避免干燥环境，吃无糖糖果和饮用大量液体。很重要的一点是，医生要能够检查患者服用的任何药物，以确保它们不会引起症状加重。

为了减轻疼痛和炎症，医生会开非甾体抗炎药或皮质类固醇。毛果芸香碱（Salagen）是眼干和口干的处方药，西维美林（Evoxac）可以缓解口干症状。

有些患者的关节疼痛和炎症不能被非甾体抗炎药缓解，使用如羟氯喹（Plaquenil）等疾病缓解性抗风湿药可能有用。眼科医生可能会建议用"塞子"堵住泪道，以防止眼泪排走，还可能开环孢菌素（Restasis）滴眼液。

系统性红斑狼疮

系统性红斑狼疮通常被称为狼疮或SLE，是一种慢性炎症性疾病，可影响身体的许多部位，包括皮肤、关节、肾脏、血细胞、心脏和肺部。

最常见的症状包括关节炎和皮疹。狼疮的发作往往会贯穿患者的一生，这

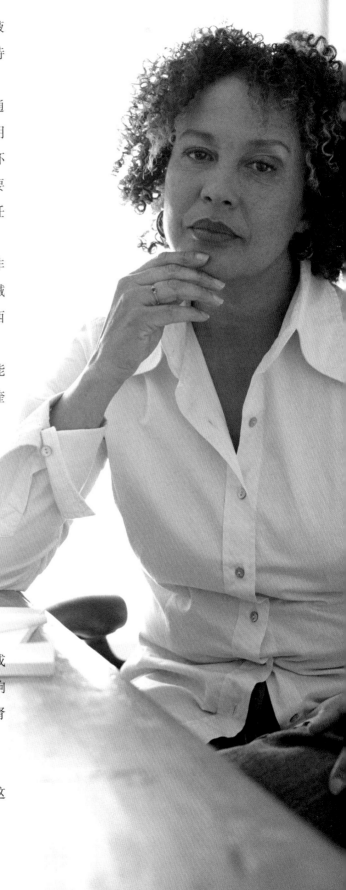

可能会让患者感到疲惫和痛苦。

10名狼疮患者中就有9名是女性。患者的年龄最常见于15至45岁。但任何年龄和性别的人都可能患病。这种疾病在非洲裔美国人、西班牙裔美国人、亚洲和美洲本土女性中最常见。

狼疮是一种自身免疫性疾病。有时狼疮和一些如硬皮病、多发性肌炎和皮肌炎等相关疾病一起被认为是结缔组织疾病。

症状和体征

没有两例狼疮是完全一样的。症状可以突然出现或缓慢进展，可以是轻微的或严重的，有时候没有症状或体征。

疲劳是狼疮最常见的症状，且通常较为严重并长期存在，几乎所有患有此病的人都有该症状。即使没有其他症状出现，也可能会感到疲倦。关节炎症状，包括关节（特别是手指、手部、腕部和膝盖的关节）的疼痛、僵硬和肿胀，也是非常常见的，并且可能是该疾病的最早迹象。

其他症状和体征包括：

· 发热；

· 体重减轻；

· 蝶状红斑横跨鼻梁和脸颊，或脸部、颈部或胸部的鳞状圆盘形疹；

· 对光敏感；

· 雷诺现象；

· 口腔或鼻腔溃疡（无痛溃疡）；

· 胸痛或咳嗽；

· 脱发；

· 腺体肿胀；

· 腿或眼部周围肿胀。

诊断和治疗

如果医生根据症状怀疑狼疮，那么可以通过血液检查确诊。其中之一是抗核抗体（ANA）的检测，抗核抗体是由免疫系统产生的蛋白质，在几乎所有狼疮患者的血液中都可以检测到。

然而，ANA阳性仅表明患者有一个非常活跃的免疫系统，并不一定就患有狼疮。患有其他自身免疫性疾病的人和一些健康个体检测结果也可能为阳性。医生会建议进一步检测对狼疮更具特异性的抗体以明确诊断。

除了血液检查外，医生还会评估肾脏、肝脏、肺脏和心脏的功能。

狼疮的诊断看起来很可怕，因为在过去这种疾病常常被认为是致命的。但是现在大多数狼疮患者有望过上正常的生活。

治疗计划取决于症状和严重程度。大多数治疗旨在减少炎症、控制关节疼痛和疲劳以及避免并发症。

用于控制炎症的药物包括非甾体抗炎药、抗疟药羟化氯喹（Plaquenil）、皮质类固醇以及免疫抑制剂如霉酚酸酯（麦考酚酯）、环磷酰胺（Cytoxan）、硫唑嘌呤（Imuran）和贝利单抗（Benlysta）。这些药物将在第五章中讨论。严重的症状可能需要更积极的治疗。

硬皮病

硬皮病（Scleroderma）的意思是"僵硬的皮肤"。该术语是指一组罕见的、可导致皮肤和结缔组织硬化和萎缩的进展性疾病。

正如其他结缔组织疾病一样，硬皮病是一种自身免疫性疾病。当身体过度生产并积累太多的胶原蛋白（这种纤维蛋白质构成了结缔组织，包括皮肤）时，就会发生这种疾病。

研究人员并不清楚是什么原因导致胶原蛋白生成异常。女性比男性患病更常见，通常见于中年人。它可以在家族中发生，但大部分没有任何遗传倾向。

症状和体征

硬皮病的症状和体征各不相同，具体取决于所患类型。皮肤异常，如硬化和增厚，是一个共同的特点。

硬皮病通常始于手和脸，使其变得浮肿。手、胳膊或脸上会有几块皮肤变得越来越厚、硬。可能也会涉及其他部位的皮肤。在一些情况下，该病会影响血管和内部器官。

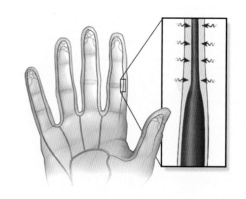

图4-3　在雷诺现象中，当动脉壁中的肌肉收缩时，流向手指的血流量减少，皮肤颜色通常从白色变为蓝色再变为红色

当皮肤在其下的关节上方拉伸时，它会失去弹性并变得光亮。其他症状包括关节僵硬或疼痛、手指蜷曲、关节疼痛和气短。如果食道或肠道受累，则可能出现消化问题。

硬皮病患者经常会出现雷诺现象，这是一种对寒冷温度或情绪应激的放大反应。手部的小血管收缩导致受累的皮肤区域发生颜色变化——通常由白色变为蓝色再变为红色。在某些情况下，颜色变化并不明显。

诊断和治疗

早期，硬皮病可能类似于类风湿关节炎或狼疮，这使得诊断比较困难。医生会询问症状和病史，并检查皮肤变厚和硬化的区域。他也会检查关节和肌腱的变化。

其他检查包括血液检测和取受累皮肤的小块组织样本（活组织检查）用于实验室分析。

没有什么治疗方法可以阻止硬皮病中胶原蛋白的过量生成，但是医生会推荐能够控制症状的治疗方法。对于皮肤问题，可以使用外部治疗，如保湿剂或皮质类固醇霜。其他皮肤治疗方法包括光疗、激光手术和口服药物。

几种类型的药物，包括钙通道阻滞剂、α受体阻滞剂和小剂量阿司匹林，都可以帮助解决循环问题和保持血管扩张。为了控制关节疼痛、僵硬和炎症，医生会开非甾体抗炎药和疾病缓解性抗风湿药。

因为硬皮病可能会对患者自尊产生影响，所以支持小组或心理咨询会有所帮助。

感染性关节炎

除了细菌可引起反应性关节炎外，其他类型的微生物也可以引发关节炎症状。例如，如果被带有伯氏疏螺旋体（Borrelia burgdorferi）的蜱咬伤，可能会患莱姆病。由于感染从咬伤部位扩散，皮肤会出现红色或粉红色椭圆形或圆盘形的皮疹。之后可能会出现发烧、寒战、咽痛、疲劳和恶心。

如果不控制感染，微生物可能会扩散到身体的其他部位。几周后，关节可能会出现僵硬、剧烈的疼痛和肿胀。疼痛可能会影响一个关节几天，然后消失并重新出现在另一个关节。如果不及时治疗，莱姆病会导致慢性关节炎（莱姆关节炎），尤其是在膝盖处。其他器官，如心脏或大脑，也可能会受到影响。

较不常见的是，关节通过进入血液的细菌而直接感染。例如，如果一个疖子将葡萄球菌释放到血液中，这些细菌就会扩散到膝关节或其他关节。性传播感染如淋病可通过生殖道传播。感染引起特征性炎症反应——肿胀、发红、发热和疼痛。疼痛通常剧烈而突然。如果不治疗，细菌性关节感染通常会迅速导致关节损伤。

除细菌外，包括乙型肝炎和丙型肝炎病毒、风疹病毒、腮腺炎病毒、人类微小病毒B19、EB病毒和艾滋病病毒在内的多种病毒也可引起关节炎症状。病毒性关节炎往往会影响身体双侧的多个关节。关节疼痛可以突然发作，并可能伴有皮疹。这种类型的关节炎通常不会持续很长时间。

多发性肌炎和皮肌炎

这两种罕见的疾病都属于肌炎，是一类导致肌肉组织内发炎的疾病。

多发性肌炎（Polymyositis）会导致几乎所有的肌肉发炎和无力。当伴有皮疹肌肉炎症时，该病症即被称为皮肌炎（Dermatomyositis）。

30至60岁的成年人最有可能患有这两种疾病。皮肌炎也会累及儿童，通常在5至15岁之间。这两种病都是女性比男性更常见，黑种人比白种人更常见。

两种疾病的原因都尚不清楚，但它们都是自身免疫性疾病。

症状和体征

肌无力是两种疾病最常见的症状。通常情况下，肌无力会逐渐开始并在数月内变得很严重。它往往影响身体双侧的肌肉，特别是最接近躯干的肌肉，如臀部、大腿、肩部、上臂和颈部上的肌肉。小关节也可能会有疼痛和肿胀。

肌无力会使得梳头、穿衣服、爬楼梯、进出浴缸、上下床、坐下和起身、出入汽车等事情变得很困难。咽喉肌肉的无力可导致吞咽困难。肺部也可能发生问题。

皮肌炎会引起多种类型的皮疹，包括面部、指关节、肘部、膝关节或脚踝皮肤上的紫色或暗红色斑块。皮疹也可以出现在眼睑，或在上背部和颈部以及手臂两侧。

诊断和治疗

多发性肌炎和皮肌炎可能会难以诊断。在确诊之前需要进行各种检测，并且医生需要多次见到患者。医生将对患者进行体检来检查皮肤和肌肉力量。血液检查用于检查一些肌肉酶的升高水平，这可以提示肌肉损伤。

其他的检查包括检测肌肉电活动的肌电图，和可显示肌肉炎症部位的核磁共振成像（MRI）。医生会对肌肉组织进行活组织检查来确定损伤量和类型。

这两种疾病都无法治愈，但治疗可以改善肌肉力量和功能。

治疗通常从大剂量的皮质类固醇药物开始，以抑制免疫系统。在第一个月后，随着症状和体征的改善，剂量逐渐减低。

如果类固醇药物不能改善症状，医生会推荐一种免疫抑制药物，如硫唑嘌呤或甲氨蝶呤。静脉注射免疫球蛋白可用于皮肌炎，此外，利妥昔单抗也被证明是有效的。

抗疟药物，如羟化氯喹（Plaquenil），可用于治疗皮肌炎的皮疹，但对治疗肌肉炎症没有帮助。

运动和物理治疗也很有帮助。患有皮肌炎的人应该在白天使用防晒霜、戴帽子并避开阳光，以防日光照射。

风湿热

风湿热是一种以链球菌（streptococcal）咽部感染开始的炎症性疾病。它可以传播到身体的许多部位，包括关节、心脏、大脑和皮肤。猩红热也是由一特定菌株的链球菌感染引起的。

风湿热的症状会在未经治疗的感染后2至4周出现。但大多数链球菌感染性咽炎的病例，即使是那些没有被治疗的病例，也不会导致风湿热。

任何人都可能得风湿热，但主要患者为5至15岁的儿童。在许多发展中国家，这种疾病仍然很常见，但自20世纪初以来，美国的发病率明显降低。从20世纪80年代后期至今，有过一些疫情暴发。

有时风湿热会导致心脏瓣膜损伤和心力衰竭。这就是所谓的风湿性心脏病，但可能要到好几年后才会被发现。治疗可以减少组织损伤并减轻症状。

症状和体征

链球菌感染可以导致喉咙痛、红肿，扁桃体肿胀，发烧，头痛和肌肉酸痛。有时候，感染不会导致任何症状。风湿热的症状和体征通常在感染后2至4周开始，包括：

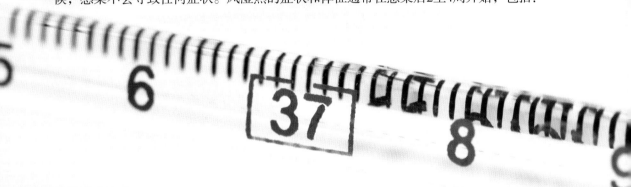

· 发热；

· 疲乏；

· 关节疼痛，最常见于膝关节、肘部、手腕和脚踝；

· 关节肿胀，发红或发热；

· 胸痛和呼吸短促；

· 具有明确中心的粉红色皮疹区域；

· 腹痛；

· 皮肤下豌豆大小的肿块，通常在骨质区域；

· 无法控制的、痉挛的四肢和脸部肌肉运动，或更精细的运动的困难，例如书写问题；

· 情绪失调，如哭泣或烦躁不安。

这种疾病通常会快速连续影响多个关节，每个持续时间较短。疼痛像是从一个关节移动到另一个关节。

诊断和治疗

诊断通常包括体检、听诊异常心脏节律、简单的运动测试和检测近期链球菌感染证据的血液检查。还可以进行其他血液检查，还可以做心电图（ECG）检查心脏跳动是否异常。

医生会给患者开青霉素或其他抗生素来杀死链球菌。为了控制发烧、关节疼痛和炎症，医生还会开阿司匹林、非甾体抗炎药或类固醇药物。镇静剂和镇定剂可以帮助控制痉挛。

血管炎

血管炎是血管（静脉、动脉和毛细血管）的炎症。血管炎有很多种类，大多数非常罕见。接下来的内容将介绍两种较为常见的类型。

巨细胞动脉炎

如果出现新发的头痛，太阳穴发痛或有触痛，而且年龄超过50岁，那么可能是得了巨细胞动脉炎（giant cell arteritis）。

这是一种动脉（将富含氧气的血液从心脏运送到身体其他部位的血管）内层的炎症。巨细胞动脉炎也可以与关节炎症状有关——颈部、手臂或髋部出现疼痛和僵硬。

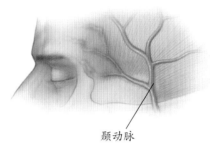

颞动脉

图4-4 巨细胞动脉炎通常累及头皮和头部的动脉，特别是颞部的动脉

巨细胞动脉炎会影响颈部、上半身和手臂的动脉，但它最常累及头部动脉，特别是太阳穴处的动脉。因此，这种疾病也被称为颞动脉炎或颅动脉炎。

老年人患巨细胞动脉炎的风险最大。平均患病年龄在70岁。女性比男性更容易患病。另一种称为"风湿性多肌痛"的炎症性疾病的患者，患巨细胞动脉炎的风险也更大。

与其他自身免疫性疾病一样，巨细胞动脉炎的血管炎症源自异常免疫反应。究竟是什么导致这一现象还不得而知，但研究人员认为，遗传因素和衰老都有一定的作用，二者和未知因素共同导致了该病。

症状和体征

巨细胞动脉炎常常引起头痛、体重减轻、发烧和疲乏。大多数患有此病的人会出现新的严重头痛。其他症状和体征包括：

· 在一只或两只眼睛中出现突然、无痛的可以是永久性的视力丧失，或复视；

· 颞部动脉压痛、增厚；

· 头皮压痛；

· 咀嚼时疼痛；

· 喉咙或舌头疼痛；

· 肩部、颈部、胳膊或臀部的疼痛和僵硬——通常在早上更严重，并随活动改善；

·未经治疗，动脉狭窄或阻塞可导致永久性失明、中风或动脉瘤。

诊断和治疗

为了诊断该病，医生可能做血液检查，包括血沉和C-反应蛋白。这些检测结果通常会显著升高。如果症状和体征表明手臂和颈部上的动脉受累，则需要做大动脉的X光检查（动脉造影）。

为了确诊，可以采集颞动脉组织样本（活组织检查）。如果患有巨细胞动脉炎，样本通常会出现炎症迹象，并且会出现大细胞（巨细胞），这种细胞正是疾病名称的由来。

巨细胞动脉炎的治疗由高剂量的皮质类固醇药物组成。由于该病可导致视力丧失，因此需要立即进行治疗。即使在活检确认诊断之前，医生也可以开始使用该药物。

需要持续服用类固醇药物1至2年或更长时间。第一个月后，可逐渐降低剂量至控制炎症所需的最低剂量。

除了皮质类固醇药物外，医生会建议患者每天服用小剂量的阿司匹林以降低并发症风险。

结节性多动脉炎

结节性多动脉炎（polyarteritis nodosa）是另一种血管炎。结节性多动脉炎虽然不如巨细胞动脉炎那么常见，但它是一种严重的，有时是致命的疾病，它是许多动脉尤其是中小型动脉的炎症。

结节性多动脉炎可影响身体的许多部位，皮肤、肠道、肾、神经和心脏的风险最大。炎症可能会导致动脉阻塞，减少受累部位的血液供应。

结节性多动脉炎可影响任何年龄段的人，包括儿童，但中年男性最有可能患此病。尽管有些病例是由乙型肝炎和丙型肝炎病毒引起的，结节性多动脉炎的病因尚不清楚。

症状和体征

结节性多动脉炎的症状包括发烧、肌肉疼痛或无力、体重减轻、疲乏以及关节疼痛。手、臂、脚和腿会有刺痛、麻木或疼痛。皮肤问题如皮疹或痤疮是常见的。许多结节性多动脉炎患者有高血压。如果肠道受累，还可能会出现腹痛和血性腹泻。

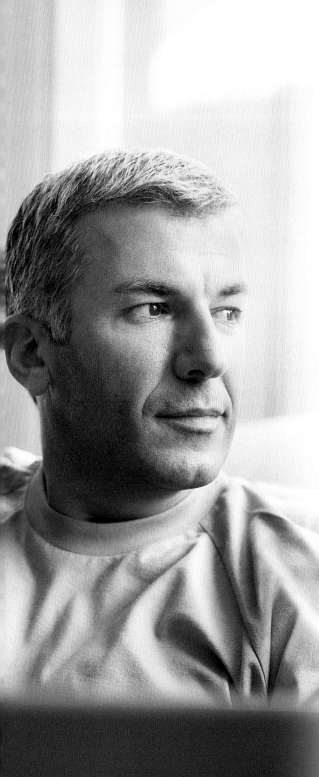

诊断和治疗

如果症状表明可能患有结节性多动脉炎，那么医生会要求对受动脉炎影响的组织进行活组织检查，例如皮肤、肌肉或神经。活检可以显示伴随疾病发生的中小动脉的变化。医生也可以做腹部或其他部位的血管的X光检查（血管造影）。血液检查也会有用——结节性多动脉炎中的血沉通常加快。

如果不治疗，结节性多动脉炎通常是致命的。然而，通过早期诊断和正确治疗，疾病是可以控制的。许多患有结节性多动脉炎的人过着正常的生活。

治疗包括高剂量的皮质类固醇药物，如泼尼松联合降低免疫系统活性的免疫抑制剂如环磷酰胺。更多有关信息，请参阅第五章。

风湿性多肌痛

风湿性多肌痛（polymyalgia rheumatica，PMR）是一种与巨细胞动脉炎相关并可以共存的炎性疾病。但风湿性多肌痛是更常见的病症。

这种疾病的名称来自希腊词语，意思是"许多肌肉疼痛"。它会导致广泛的肌肉疼痛和关节僵硬，特别是在颈部、肩部、大腿和臀部。炎症也可以进展到身体的其他地方。

究竟是什么引发风湿性多肌痛还不得而知，但衰老、遗传和环境因素可能起着一定的作用。风湿性多肌痛几乎只影响老年人——发病的平均年龄为70岁。女性比男性更易患风湿性多肌痛，北欧和斯堪的纳维亚人后裔的患病风险更高。

症状和体征

风湿性多肌痛的特点是肩部、颈部、上臂、下背部、大腿和臀部肌肉的疼痛和僵硬。早晨或长时间坐着或躺下后，僵硬程度往往加重。也可能出现轻度的发热、疲乏和不明原因的体重减轻。

症状可能突然或逐渐出现。患者上床睡觉时可能还感觉良好，但第二天早上却在疼痛中醒来。还有人会在数周或更长时间内表现出逐渐加重的疼痛、僵硬和疲乏。

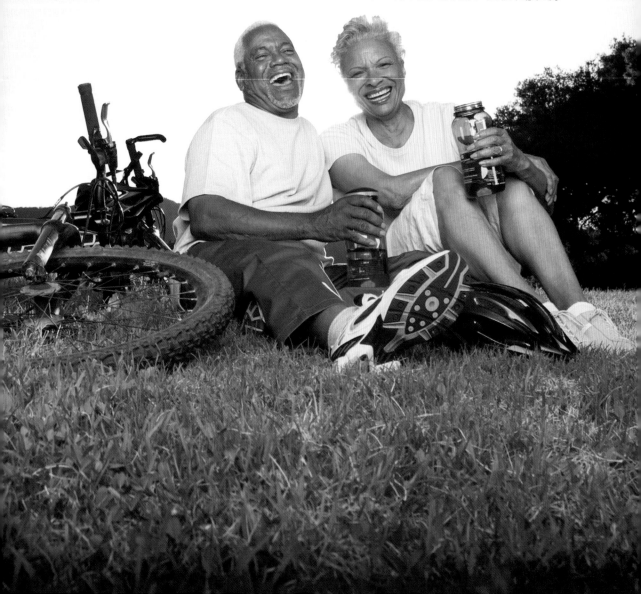

风湿性多肌痛患者在发病前后可能患有巨细胞动脉炎。这两种疾病也可能同时发生。

诊断和治疗

如果症状表现出风湿性多肌痛的可能性，医生会做血液检查。 PMR患者的血沉和C-反应蛋白通常升高，而类风湿因子常为阴性。

阿司匹林和非甾体抗炎药如布洛芬对较轻的症状有效。然而，常规疗法是每日低剂量的皮质类固醇药物，这种治疗通常可以立即完全缓解症状。PMR一般会在一两年后消失。

勇敢前行

即使这些炎症性疾病是慢性疾病，患者也能够避免其最严重的后果，并过上积极、丰富的生活。专业护理和自我护理都是必不可少的。

通过遵循医生及其他医疗保健专业人士精心制订的个性化治疗方案，许多患者发现他们可以减少这些疾病的影响。饮食、锻炼和知道什么时候停下休息，都是这种方法里成功控制病情的要素。

第二部分

关节炎的治疗

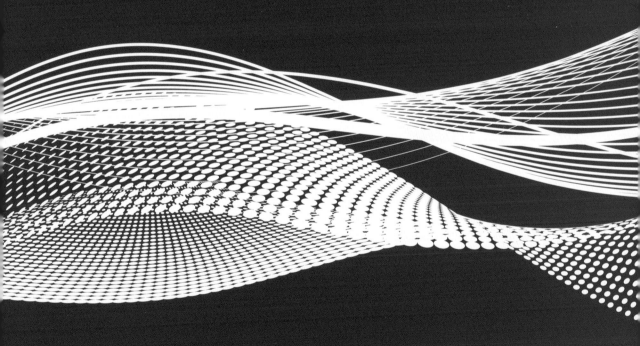

第五章

关节炎的药物治疗

不同类型的关节炎有不同的症状，针对这些症状的用药方法也是多种多样的。治疗的关键在于，与医生配合，找到最适合的药物治疗方法。

药物治疗有助于缓解疼痛，使关节活动更为轻便，并预防炎症对身体造成进一步破坏。有些药物可在便利店中直接购买，而其他的药物作用更强，只能凭医生处方来购买。有些药物可以用来治疗多种关节炎，而另一些药物仅能用于一种关节炎的治疗。

使用药物可以让身体感觉更舒适，并更加积极地去生活。但药物都有副作用，关节炎的药物也不例外，其副作用包括口干、胃部不适、感染风险增加、心脏病、脑卒中等。对于特定的一种药物，必须综合考虑它所带来的益处与副作用。患者和医生可以在讨论用药风险、用药需求和病情之后再做出决定。

对于大多数关节炎患者来说，药物治疗在治疗方案当中发挥着关键作用，但是完整的治疗方案有时也会包含非药物治疗以及生活方式的调整。在过去，人们认为类风湿关节炎和其他形式的关节疾病是致残的，而且很难治疗。但是，新的药物以及联合治疗的应用使关节炎得以治愈，而且大幅提高了人们的总体生活质量，人们对未来的预期也更为乐观。

关节炎的药物种类繁多，本章将使用药物的通用名，以便于阅读。若要了解药物的商品名、如何用药以及每种药物的获益与风险，请参阅本章末的用药指南。

不同的治疗策略

患者和医生所制订的治疗计划在很大程度上取决于关节炎的类型及症状的严重程度。但疼痛等级、症状对日常生活所造成的影响以及患者对药物和其他治疗措施的个人偏好都是很重要的考虑因素。

治疗骨关节炎

如果患有骨关节炎，主要治疗目标是控制疼痛和炎症，并且改善关节功能。治疗计划应涉及运动与休息的平衡——运动可以使关节及肌肉更加强壮，肌肉有支持关节的作用，而休息可以防止疼痛与炎症的恶化。如果患者超重，医生可能会建议减轻体重，从而减少关节的负担。

口服药物也会在治疗方案中发挥重要的作用，尤其是在缓解疼痛方面。对于轻中度疼痛，止痛药物对乙酰氨基酚往往是首选。还可以在疼痛的关节上涂抹局部止痛药物的霜剂、凝胶和药膏。

对于中重度疼痛，如果有炎症体征的话，患者可以从一类叫作非甾体抗炎药（NSAID）的药物中选取一种使用。

一些患者在使用止痛药后仍然有关节疼痛的症状，那就可以直接向受累关节中注射药物以缓解疼痛。可注射的药物包括皮质类固醇或透明质酸衍生物，这些药物中含有关节液中的天然成分的类似物。

如果疼痛无法用其他的治疗方法控制的话，医生可能会建议在短期内使用麻醉药物，这些药物是强效的止痛剂。

当然，对于这些药物，一个很大的问题是，在长期规律使用后会产生依赖性。

如果症状一直很严重，医生可能会协助患者转诊到骨科，以便了解可用的外科治疗（若要了解更多可选择的外科手术方式，请参阅第六章）。

治疗类风湿关节炎

类风湿关节炎的治疗在这几年中发生了很多转变。在过去，医生往往会先使用温和的止痛剂，如果症状恶化的话，会逐渐改为更强效的药物——与骨关节炎的治疗方法类似。

但研究表明，类风湿关节炎所造成的损伤大部分在起病后的最初几年内发生。最终，炎症由活跃状态逐渐减弱消失，但是炎症对关节所造成的损伤仍然保留，导致长期的疼痛与关节僵硬。

基于这一点，医生开始调整标准治疗方案。目前治疗类风湿关节炎的方法是，立即使用可获得的最有效的药物。快速用药可以在疾病早期、关节发生严重损伤之前预防炎症的进展。这种方法有助于预防潜在的终生症状的出现，或减轻其严重程度。

首选用药是一类叫作疾病缓解性抗风湿药的药物，又叫作DMARD。这些合成药物通过延缓免疫反应或抑制免疫系统来发挥作用，类风湿关节炎出现时，免疫系统会失去控制而大幅加重关节内的炎症反应。

用疾病缓解性抗风湿药对类风湿关节炎进行早期干预，也可以延长寿命，并提高生活质量。对更严重的患者来说，必须将多种疾病缓解性抗风湿药联合使用，或者将疾病缓解性抗风湿药和其他药物联合使用，以控制疾病的进展。

如果最初的治疗方案不能抑制炎症反应的话，医生会建议合用其他药物，以抑制疾病的活动，从而实现长期的疾病控制。

如果已长时间患有类风湿性关节炎的话，医生可能更注重缓解疼痛及其他症状，而不是抑制炎症过程，因为此时的炎症已经不再活跃。

常用药物类别

以下按照类别列出了常用的治疗药物，治疗关节炎的处方中可能会包含这些药物。

止痛药

关节炎会导致关节疼痛，而患者自然会想要立刻缓解。使用止痛药则有助于缓解。有些止痛药是非处方药（OTC），可直接购买，而其他的止痛药需要凭医生处方购买。

对于止痛药，需要注意这一点：止痛药有严重的副作用，包括某些止痛药的潜在药物依赖性。

身体可能也会对止痛药产生耐受性，因此，使用时间越长，达到相同效果所需的剂量就越大。

此外，止痛药会掩盖疼痛，这些药物可能会产生欺骗，让患者觉得自己的活动量可以更大一些，于是活动量超过了应有的活动量，从而导致额外的伤害。

治疗关节炎的常用止痛药包括：

对乙酰氨基酚

对乙酰氨基酚是一种耳熟能详的非处方止痛药，可用来治疗普通的头痛、肌痛、牙痛和咽痛。由于这些药物在炎症反应方面所能产生的效果有限，所以比较适用于疼痛显著而炎症反应轻微的关节炎患者（如骨关节炎）以及无法使用非甾体抗炎药的患者（见下一条）。

很多关节炎患者会发现，对乙酰氨基酚可以缓解痛苦，效果与非甾体抗炎药相当。如果患有骨关节炎，疼痛比较轻，医生可能会建议将对乙酰氨基酚作为首选的止痛药。对乙酰氨基酚比较廉价，而且如果用量不超过推荐剂量的话，一般不会产生副作用。

长期大剂量使用对乙酰氨基酚的话，就会导致肝脏损伤，如果患者日常饮酒或同时服用其他含对乙酰氨基酚的药物，这种反应尤为明显。

一些研究显示，对乙酰氨基酚可能会增加患心脏疾病的风险，如果血压过高，或者有心脏病的其他风险因素，就更加需要注意这些问题，并与医生讨论是否可以使用对乙酰氨基酚的替代药物。

非甾体抗炎药（NSAID）

如果患有中重度骨关节炎，而且使用对乙酰氨基酚不足以缓解疼痛，或者患有炎症反应较重的骨关节炎，医生可能会推荐使用非甾体抗炎药（NSAID）。这些药物可以有效地缓解疼痛，而与对乙酰氨基酚不同，非甾体抗炎药也可以减轻炎症反应。

如果患有类风湿关节炎，非甾体抗炎药的使用很有价值，因为非甾体抗炎药能够减轻炎症引起的关节疼痛、僵硬和肿胀。虽然不同种类的非甾体抗炎药之间有一定区别，但是非甾体抗炎药都是用相似的方式来抵抗炎症的。非甾体抗炎药可以抑制环氧合酶（COX），而这种酶可以合成前列腺素。

使用非甾体抗炎药时应注意降低胃部疾病的发生风险

非甾体抗炎药可以控制关节炎产生的疼痛与炎症反应，提高生活质量。不幸的是，这些药物可能会导致胃部不适，甚至引起溃疡。

胃肠道出血是非甾体抗炎药的一种潜在的严重不良反应。非甾体抗炎药可以抑制与炎症和疼痛有关的前列腺素的产生，但也会减少保护胃黏膜的物质的产生。这会导致胃酸腐蚀胃黏膜，导致出血和溃疡。

胃部的出血和溃疡可以在没有任何预兆的情况下发生，所以需要定期进行检查。如果您正在定期使用非甾体抗炎药的话，就需要定期检查血常规和肝酶的情况。医生可能会建议您使用药物，如质子泵抑制剂（PPI）等，来减轻胃肠道副作用。质子泵抑制剂是一种减少胃酸产生量的药物。

如果您定期使用传统的非甾体抗炎药的话，可以采取以下措施，来减小胃部疾病的发生风险：

· 将非甾体抗炎药与食物、水或牛奶一同服用。

· 避免饮酒，因为饮酒会增加胃出血的风险。

· 在能够缓解症状的前提下，将剂量减到最低。

· 如果可以的话，在一天中的晚些时候服用药物。如果每天服用一次非甾体抗炎药的话，可以在下午或者晚上服用，这样可以减轻胃的负担。

· 非甾体抗炎药的使用剂量和频率不应超过处方所规定的剂量和频率。

· 不要同时使用其他非甾体抗炎药或其他含有非甾体抗炎药的药物，无论是处方药还是非处方药。

· 与医生或药师讨论您要使用的其他药物是否会与非甾体抗炎药发生相互作用，以及是否会增加胃部疾病的发生风险。

前列腺素是一种类似于激素的化学物质，可以将疼痛信号传送到脑中，而且也是炎症反应中的关键因素。如果患有轻微的早期类风湿关节炎，而没有胃肠道或心脏方面的问题，那么医生可能会建议开始使用非甾体抗炎药进行治疗，以控制炎症。

一般而言，减轻炎症反应要比缓解疼痛所需的非甾体抗炎药的剂量更大。如果患有骨关节炎，可能仅需要较小的剂量即可，因为骨关节炎中，炎症反应一般不严重，而且疼痛经常反复。如果患有类风湿关节炎的话，就需要使用更大的剂量以控制炎症反应。对于类风湿关节炎来说，非甾体抗炎药往往会与其他强效的药物联合使用，如疾病缓解性抗风湿药等。

非甾体抗炎药包括很多种不同的药物，其中有非处方药和处方药。由于每个关节炎患者的情况都有所不同，优先选择的非甾体抗炎药也不尽相同。对部分患者有效的药物可能对另一部分患者无效，反之亦然。

医生往往会从小剂量、非处方的非甾体抗炎药开始，如布洛芬或萘普生。如果使用这些药物无法达到充分缓解的话，可能需要换用其他类型的非甾体抗炎药。

非甾体抗炎药可以导致胃部不适、胃肠道出血、心血管疾病以及肝肾损伤。老年患者产生并发症的风险最高，医生在开非甾体抗炎药时，一般会使用其最低有效剂量，并尽量缩短使用时间，或者仅在需要时使用。

有一类非甾体抗炎药仅抑制一种环氧合酶（COX-2）。与其他非甾体抗炎药相同，环氧合酶-2抑制剂也可以缓解关节疼痛，而环氧合酶-2所导致的胃溃疡和胃肠道出血的发生率更低。

但是，环氧合酶-2抑制剂可能会增加心脏病或脑卒中的风险，已患有心脏病的患者长期、大剂量使用的情况下尤是如此。如果有溃疡或胃肠道出血的问题，同时心血管疾病的风险较低的话，可能会优先使用这种药物。

基于整体健康情况——包括胃肠道和心脏的健康状况——医生会协助患者判断哪种类型的非甾体抗炎药能够将获益最大化而风险最小化。

曲马多

如果对乙酰氨基酚和非甾体抗炎药不能完全缓解疼痛的话，医生可能会建议使用曲马多这种药物。曲马多可以单独使用，也可以和对乙酰氨基酚或一种非甾体抗炎药共同使用。研究显示，使用曲马多所能达到的缓解疼痛的效果与可待因等麻醉药物相当。与可待因不同的是，曲马多不会让患者感到困倦，但是会增加头痛的风险。

使用曲马多还可以减少非甾体抗炎药的使用剂量，而疼痛控制的效果相当。如果患者不想使用或不能使用非甾体抗炎药的话，曲马多可以产生相似的缓解疼痛的作用。

麻醉药

麻醉药是强效的止痛药，麻醉药可以阻断痛觉信号的传导，使其无法到达大脑。但是，这些药物由于有成瘾性，往往仅用于短期内控制剧烈的疼痛。当其他控制疼痛的方法无效，而麻醉药所能带来的获益大于风险时，有些医生会开这种药，以控制关节炎所导致的严重的疼痛，同时需要仔细监控患者是否有药物依赖。

局部止痛药

局部止痛药可通过皮肤吸收。最常见的剂型是霜剂或凝胶，可涂敷于受累关节表面的皮肤。有些类型的局部止痛药有喷雾剂型，还有贴片剂型可贴在皮肤上。

由于局部止痛药可通过皮肤吸收，这些药物与口服或直接注入血液的药物相比，副作用更少。

对于75岁以上的手部和膝部骨关节炎的患者，美国风湿病学会建议使用局部非甾体抗炎药而不是口服非甾体抗炎药。

非处方局部止痛药的活性成分包括：

·**辣椒素**。辣椒素（capsaicin）霜剂，可以抑制一种化学物质的产生，这种化学物质在疼痛信号的传递过程中发挥着重要作用。辣椒素是从红辣椒中提取的。对于一些患者来说，这种霜剂能够有效缓解关节疼痛。但另一些患者不喜欢辣椒素所带来的灼热感和针刺感。如果持续使用的话，这种感觉往往会消失。

·**水杨酸**。水杨酸（salicylates）包括阿司匹林中的止痛成分。虽然这些霜剂已用于关节炎患者，但仍没有研究能明确地证明其能够缓解关节炎的症状。

·**薄荷醇**。薄荷醇可以产生冷或热的感觉，从而暂时抑制关节炎所产生的痛觉。与基于水杨酸的局部止痛药相同的一点是，基于薄荷醇的药物尚未在关节炎的研究中得到严谨的证明。

· **非甾体抗炎药**。有些研究显示，非甾体抗炎药的霜剂和凝胶可能与口服非甾体抗炎药的效果一样好。在美国，食品药品监督管理局（FDA）已经批准将一种处方的凝胶药物用于手部、腕部、肘部、足部、踝部和膝部骨关节炎的治疗当中，这种药物含有一种非甾体抗炎药，即双氯芬酸。现在还可购买一种含有双氯芬酸的局部贴片。

· **利多卡因**。在有些情况下，医生可能会开处利多卡因贴片来缓解关节疼痛。这种贴片已在美国获得批准，可用于带状疱疹的疼痛并发症的治疗，而对于其他形式的疼痛，如关节痛等，医生也有可能开处利多卡因贴片。这种用法叫作超适应证药。利多卡因贴片可以贴在受累关节表面的皮肤上，一次可贴12小时。这种药物可以麻痹用药部位。

使用局部止痛药时应注意，只有在彻底洗手以后才能揉搓或接触眼睛。不要在有伤口或易受刺激的皮肤表面使用，也不要与加热垫、绷带、包扎带或敷料同时使用。如果对阿司匹林过敏，或正在使用抗凝血药，在使用含水杨酸的局部药物之前，请先与医生确认能否使用。

皮质类固醇

皮质类固醇是另一类能够在关节炎中发挥抗炎作用的药物。皮质类固醇又叫作类固醇类药物或糖皮质激素，是人工生产的皮质醇激素。皮质类固醇可以阻断体内前列腺素的产生，也可以抑制免疫系统。

皮质类固醇能够有效、快速地抗炎，从而减轻僵硬、疼痛与疲劳的症状，也有助于减轻关节肿胀，保护关节及其他受累部位。短期内，皮质类固醇可以让症状得到显著改善。

皮质类固醇可以通过多种方法使用。如果患者仅有一个或两个关节有炎症的话，医生可能会将药物直接注射到受累关节中。如此可以缓解症状，并维持数月，而未来也可以重复注射，但每年一般不超过4次。

皮质类固醇也可口服，从而使类风湿关节炎所引起的炎症获得广泛的缓解，一般数日即可起效。但是，长期、大量使用的话，这种药物可能会产生副作用，包括情绪变化、体重增加、肌肉无力、骨密度降低、糖尿病、白内障、感染风险增加和高血压等。

因此，口服糖皮质激素一般会用来治疗急性症状或突然发作的疾病。对于类风湿关节炎，皮质类固醇可协助患者在等待其他药物（如疾病缓解性抗风湿药等）完全起效的过程中渡过难关。如果疾病缓解性抗风湿药有效的话，皮质类固醇可以逐渐减量，直至停药。医生也有可能会开处低剂量皮质类固醇联合疾病缓解性抗风湿药的疗法，用药的时间不定，如果疾病缓解性抗风湿药效果不如愿的话，更有可能如此。

透明质酸

透明质酸是正常关节液中的一种天然物质，当骨在关节内运动时，有助于在骨之间形成润滑的"微表层"。如果患有骨关节炎，关节内天然的透明质酸会发生改变，而润滑作用也会有所降低，这就会加重关节的磨损。

向受累的膝关节中注射含有透明质酸的物质有助于恢复正常的关节润滑功能。如此可以改善运动功能并且减少疼痛，但是没有证据支持其能够延缓病程。对于使用其他药物、运动和理疗无法缓解的骨关节炎患者，建议采用注射的方法进行治疗。

一个疗程的透明质酸一般分1至5次给药。症状的缓解可持续6个月，甚至更长时间。如果第一个疗程的注射无法缓解的话，需要进行第二个疗程的注射。

疾病缓解性抗风湿药（DMARD）

如果患有类风湿关节炎，医生可能会建议使用一种或多种疾病缓解性抗风湿药（建议尽早使用）以延缓或停止炎症的进展。疾病缓解性抗风湿药通过抑制免疫系统来发挥作用，因为在类风湿关节炎中，关节内的免疫系统功能亢进。尽早积极使用疾病缓解性抗风湿药有助于保护关节和其他组织，以免受到永久性损伤。

疾病缓解性抗风湿药也用于治疗其他的炎症性风湿性疾病，包括幼年特发性关节炎、强直性脊柱炎、银屑病性关节炎和系统性红斑狼疮等。

疾病缓解性抗风湿药起效慢——数周甚至数月之后才能起效。因此，医生一般会开处其他的药物，从而在疾病缓解性抗风湿药起效之前减轻症状并且控制炎症。

通用名和商品名

多种治疗关节炎的药物都有商品名和通用名，这两者之间有什么区别？

一种药物在实验室发现时或在研发过程中都会由专家和政府机构赋予一个通用名，而做药物研发的公司一般会将其投放市场，并赋予其商品名，在一个固定阶段内，仅能由该公司进行销售。药物的专利权过期后，其他的制药公司都可以用其通用名或用其他的商品名来生产并销售这种药物。无论使用何种方式销售，销售前都必须经过食品药品监督管理局的批准。

药物市场上已有很多种药物在用通用名进行销售。对于消费者来说，这是一个好消息。因为使用通用名销售的药物会比使用商品名销售的同种药物便宜很多，而二者的活性成分、药效强弱以及使用方法都相同。这两者的风险和获益都是相同的。

医生和药师会基于患者的医疗需求、药物特性以及药物是否可购得，来协助患者决定使用商品名药还是通用名药。

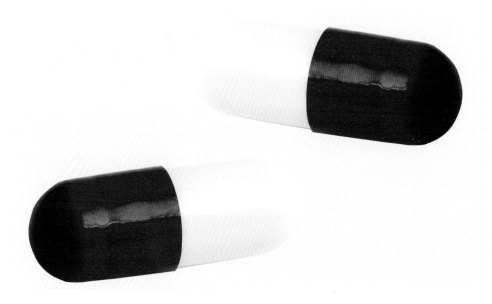

一些患者仅使用一种疾病缓解性抗风湿药，而其他患者使用多种疾病缓解性抗风湿药，药物种类的多少因症状的严重程度和疾病的活跃程度而异。研究显示，在某些情况下，联用多种疾病缓解性抗风湿药比仅使用一种疾病缓解性抗风湿药的效果更好，而且不会出现额外的副作用。通常会联用3种疾病缓解性抗风湿药。医生将其称为"联合治疗"。

由于疾病缓解性抗风湿药能够抑制免疫系统，并且干扰某些器官（如肝、肺或肾等）的功能，使用这些药物时，医生会不断监测患者是否有感染的征象或器官功能受损的征象。这些征象一般会通过基础的检查进行检测，如血和尿的检查等。

甲氨蝶呤

对于已确诊的类风湿关节炎，治疗时，医生首先考虑使用的疾病缓解性抗风湿药就包括甲氨蝶呤。甲氨蝶呤最初用于治疗癌症，但是在较低剂量时，也可以用来治疗风湿性疾病。这种药物可以缓解疼痛及关节肿胀，在疾病进展的各个阶段都可

药物相互作用

很多患者会使用一种以上的药物。不幸的是，一种药物的作用会被另一种药物的作用所改变，导致目标药效的减弱或增强，或者会产生潜在危险的反应。即使是维生素和草药保健品，有时也会与其他药物发生剧烈的相互作用。

使用药物治疗关节炎时，应注意将正在使用的每一种药物都告知医生，包括非处方药、维生素、矿物质、草药保健品以及正在采用的替代疗法。

就诊时，应携带正在使用的所有药物。如此才能确定您所使用的处方药和非处方药的正确剂量。医生或药师也会为您制定一份药物日历。然后您才可以用药，同时将不良反应的发生风险最小化。

以预防未来的关节损伤。其副作用一般是可控的，花费相对较低。

甲氨蝶呤通常和其他药物联合使用，如其他的疾病缓解性抗风湿药。与单独使用甲氨蝶呤相比，以甲氨蝶呤为基础的联合治疗往往能更好地控制类风湿关节炎，而副作用没有增加。

甲氨蝶呤可口服也可注射，一般每周使用一次。如果口服对胃的刺激过大的话，使用注射的方法效果更好。定期服用叶酸也可以减轻用药时产生的恶心和胃肠道不适的症状。

使用甲氨蝶呤时，有一种潜在的罕见副作用就是肝损伤。在开处甲氨蝶呤之前，医生可能会给患者做乙型和丙型肝炎的检测，以确保肝脏中不存在已有的炎症反应。用药时，需要限制酒精摄入量，以免增加肝损伤的风险。

甲氨蝶呤等药物会降低白细胞的抗感染能力，因而更容易发生感染。这类药物也会降低血液中血小板的数量，所以更容易发生擦伤和出血，还会降低红细胞的数量，导致出现疲劳。还有一种罕见的副作用就是肺损伤。

使用低剂量甲氨蝶呤治疗类风湿关节炎时，这些副作用都不太可能出现。但是一旦出现了发热或气短的现象，就要立刻告知医生。如果出现了无法解释的擦伤、疲劳或任何其他副作用，也要告知医生。

如果医生开了甲氨蝶呤，患者就需要定期进行血液检查，以确保这种药物没有导致肝脏和骨髓发生有害的变化。常到医院就诊也有助于及时处理这些副作用。

来氟米特

如果需要甲氨蝶呤的替代品，医生会建议使用来氟米特，来氟米特是一种免疫抑制剂，可以缓解疼痛、僵硬、炎症和肿胀等症状。来氟米特还可以延缓或停止与类风湿关节炎有关的关节损伤。

与其他免疫抑制剂相似的一点是，来氟米特可以抑制一种物质的功能，这种物质是一种酶，由免疫系统产生。来氟米特可以单独使用，或者与甲氨蝶呤联合使用，以增加疾病缓解性抗风湿药治疗的获益。

来氟米特会产生多种副作用，包括恶心、腹泻、皮疹、胃部不适、体重减少和脱发等。与甲氨蝶呤相似的一点是，来氟米特也会增加肝脏损伤和感染的风险，所以甲氨蝶呤的大部分注意事项也适用于来氟米特。患者要定期进行血液检查以监测白细胞、红细胞和血小板的数量。

在开始使用来氟米特之前，医生会检查肝功能，开始使用之后也会定期进行检查。如果已经患有肝脏疾病的话，可能无法使用来氟米特。如果在用药时出现了肝脏疾病的话，医生会调整剂量，或者直接停药。减少酒精的摄入也有助于降低肝损伤的风险。

如果处于妊娠期或哺乳期或正在备孕的话，不要使用来氟米特。来氟米特会危害胚胎发育，也会对哺乳期的婴儿产生严重的副作用。如果是男性，而且有生育计划，医生也会建议不要使用来氟米特。

来氟米特会长时间留存在体内，完全清除需要数月时间。在必要时，医生会开处消胆胺，以加速来氟米特在体内的清除过程。

柳氮磺吡啶

如果类风湿关节炎仅有轻中度的症状，医生可能会建议使用柳氮磺吡啶，这种药物可用于炎症性肠病的治疗。研究表明，对于活跃的炎症来说，柳氮磺吡啶可能比羟氯喹更有效。柳氮磺吡啶也可用于联合治疗。

医生可能会要求患者定期进行血液检查，以监测药物对血细胞的影响。柳氮磺吡啶的不良反应少见，有些患者会出现胃部不适，这种反应在减量或在改用缓释剂型之后往往会消失。

如果对磺胺或阿司匹林过敏，柳氮磺吡啶可能并不适合，因为柳氮磺吡啶由这些药物衍生而来，因而可能导致过敏反应，包括皮疹、哮喘、瘙痒或发热等。

羟氯喹

羟氯喹最初是治疗疟疾的药物，有研究发现，羟氯喹对类风湿关节炎有效，但羟氯喹减少关节损伤的机制尚不清楚。如果患有早期的轻度类风湿关节炎，医生可能会建议使用羟氯喹，而不是用其他的更强效的疾病缓解性抗风湿药，如甲氨蝶呤和来氟米特等，因为症状在未来可能会加重。

羟氯喹常与其他疾病缓解性抗风湿药联合使用，或与皮质类固醇联合使用以减少类固醇的用量。羟氯喹的不良反应较少，但是在剂量过高时会增加眼球某些部位（如视网膜等）发生损伤的风险。虽然用于治疗风湿性疾病的剂量并不高，但医生可能会让患者在开始用药之前进行眼部检查，并在开始用药后定期进行检查，以确保用药安全。

羟氯喹也可用于治疗狼疮以及其他风湿性疾病。

米诺环素

米诺环素是一种抗生素，可以抑制炎性细胞的产生，炎性细胞在类风湿关节炎中发挥着重要作用。虽然美国食品药品监督管理局尚未批准将米诺环素用于类风湿关节炎的治疗当中，但对于早期或轻度的关节炎，米诺环素有时会超适应证用药。这种用药方式一般是安全的，但药效不如其他的疾病缓解性抗风湿药强。

米诺环素也会导致胃肠道不适，包括恶心和腹泻等，还会使皮肤产生光过敏现象，长期使用皮肤还会发灰，在少数案例中会导致肝损伤。

其他疾病缓解性抗风湿药

下列药物也可用于治疗风湿性疾病。这些药物并不常用，在无法获得首选药物的情况下可以作为次选药物使用：

·**金化合物**。基于金的药物（由金盐衍生而来，并不是金属金）有抗炎作用，而且可以延缓关节损伤，尤其是早期关节炎的损伤。但是金化合物不如其他药物强效，而且副作用很多，包括红细胞、白细胞和血小板的减少，恶心、腹泻和腹痛等。用药时必须有医生进行严密的监测。

·**硫唑嘌呤**。硫唑嘌呤常用来保护移植的肾脏或心脏，使其免受自身免疫系统的攻击与排斥。这种药物使白细胞处于可控状态，从而限制与类风湿关节炎有关的自身免疫效应。这自然也会减弱身体抵抗感染的能力。

与其他疾病缓解性抗风湿药相同，硫唑嘌呤的使用也可以在治疗类风湿关节炎时减少皮质类固醇的用量。

·**环孢菌素**。与硫唑嘌呤类似，环孢菌素也可在器官移植的过程中用于预防对新器官的排斥作用。在与类风湿关节炎有关的炎症反应中，有些细胞发挥着重要的作用，而环孢菌素可以抑制这些细胞的功能。

如果患者使用了已得到广泛应用的其他疾病缓解性抗风湿药后仍没有效果，则可选用环孢菌素。而环孢菌素与其他疾病缓解性抗风湿药联用的话，效果比单独使用更好。长期使用这种药物可能导致肾病和高血压。

·**环磷酰胺**。对于严重的、已侵犯其他组织的类风湿关节炎，尤其是引起了血管炎症的类风湿关节炎，可以选用环磷酰胺这种抗癌药物。环磷酰胺有时也可用于治疗类风湿关节炎、狼疮、硬皮病和其他风湿性疾病。

这种强效的药物可以杀死参与到自身免疫反应中的淋巴细胞。不幸的是，这种药物无法区分参与疾病进展的细胞和发挥正常功能的细胞。

由于环磷酰胺有可能引起严重的副作用，包括高血压和肾病等，所以在用药时，医生可能会对患者进行严密监测。医生可能会给患者定期做血液检查。一旦出现出血、擦伤或疲劳等症状，要告知医生。

生物疾病缓解性抗风湿药

生物疾病缓解性抗风湿药，又叫作生物药剂或生物制剂，是一类较新的药物。与传统疾病缓解性抗风湿药相似，生物疾病缓解性抗风湿药可以缓解疼痛、僵硬等症状，而且可以延缓或阻止炎症反应，以保护关节免受损伤。生物疾病缓解性抗风湿药与传统疾病缓解性抗风湿药的不同之处在于，生物疾病缓解性抗风湿药来源于生物体，如培养的细胞等，而传统疾病缓解性抗风湿药是通过化学手段获得的。

生物疾病缓解性抗风湿药可以特异性地抑制作用靶点的功能。有些可以干扰细胞因子的功能，而细胞因子是一种免疫活性物，可以动员免疫细胞，免疫细胞继而会抵抗感知到的威胁，如感染和损伤等。如果患有类风湿关节炎等免疫疾病的话，健康的细胞会被错误地认作一种威胁，而细胞因子会促进炎症反应。

现有的最大的一类生物制剂可以拮抗肿瘤坏死因子-α（TNF-α），而肿瘤坏死因子-α是一种细胞因子。其他的细胞因子靶点包括白介素-1（IL-1）和白介素-6（IL-6）。

有些生物制剂可以阻断T细胞的激活，激活的T细胞可以激活其他方面的免疫功能。

而另一些生物制剂可以耗竭B细胞，B细胞会产生抗体，这些抗体可以维持免疫反应。一种新型生物制剂可干扰Janus激酶的功能，而Janus激酶会促进炎症反应。

生物制剂常与其他的疾病缓解性抗风湿药联用，如甲氨蝶呤等。有些生物制剂已获批用于治疗其他的炎症性疾病，如银屑病性关节炎、强直性脊柱炎和炎症性肠

生物制剂和感染

肿瘤坏死因子-α（TNF-α）是体内免疫反应中重要的一环。当发现细菌、病毒和其他入侵者时，白细胞会产生过量的肿瘤坏死因子-α，从而动员细胞破坏这些入侵者。这一过程会导致暂时性的炎症反应。

正常情况下，清除感染之后，身体就不再产生肿瘤坏死因子-α。如果患有类风湿关节炎，细胞因子的产生并不会减少。随着肿瘤坏死因子-α堆积得越来越多，受累部位白细胞堆积得也越来越多，从而引起了炎症、疼痛和组织损伤。而肿瘤坏死因子抑制性药物会通过阻断肿瘤坏死因子-α的作用来减轻炎症反应。

由于作用机制如此，生物制剂会限制身体抗击炎症的能力。但一般而言，使用生物制剂时，感染的风险不会比使用非生物制剂更大。使用生物制剂的过程中，大部分发生严重的感染的患者都同时在使用其他的抑制免疫系统的药物，如甲氨蝶呤和皮质类固醇等。如果使用肿瘤坏死因子抑制剂的同时使用白介素-1的抑制剂阿那白滞素的话，发生严重感染的风险也会增加。

在开处生物制剂之前，医生可能会询问患者现在是否已存在感染，以及是否存在反复发生的感染，也有可能给患者做结核或真菌感染的检查。如果在使用生物制剂的过程中发生了感染，可能需要停药，直到成功治愈感染之后再继续治疗。

目前尚不清楚肿瘤坏死因子抑制剂是否能够增加淋巴瘤等癌症的风险——类风湿关节炎的患者就算不用肿瘤坏死因子抑制剂治疗，淋巴瘤的风险也会增加。科学研究尚未发现这些药物和癌症风险之间是否有明确的联系，所以仍需长期的研究加以证明。

病等。生物制剂可以皮下注射，也可以静脉注射或口服，皮下注射可在家中进行，而静脉注射往往需要在医生诊所中进行。

由于生物制剂会削弱身体抵抗感染的能力，医生在用药前会确保没有潜伏性感染，如结核或肺炎等，而且需要确保您的感染风险没有因为其他疾病的存在而增加。在使用疾病缓解性抗风湿药之前，需要先治疗已有的感染，因为疾病缓解性抗风湿药会加重感染。除此之外，还需要及时接种疫苗。

专家一般不建议合用两种生物疾病缓解性抗风湿药，因为这样会增加严重感染的风险。

肿瘤坏死因子抑制剂

在治疗类风湿关节炎时，肿瘤坏死因子抑制剂似乎与疾病缓解性抗风湿药甲氨蝶呤一样有效。如果类风湿关节炎对甲氨蝶呤或肿瘤坏死因子抑制剂的反应都不好，那么联用这两种药物可能比单用某一种药物效果更好。

注射到体内时，英夫利昔单抗、阿达姆单抗、赛妥珠单抗和戈利木单抗等肿瘤坏死因子抑制剂会结合到循环的肿瘤坏死因子-α分子上，并且在肿瘤坏死因子-α激活免疫反应前，中和其生物活性。

依那西普是一种可溶性的细胞因子受体，其结构与细胞表面的受体蛋白相似。这种受体的功能是结合循环的肿瘤坏死因子分子，并且将这些信号引入细胞中。通过与天然受体进行竞争，依那西普会阻止肿瘤坏死因子-α信号进入细胞中。

由于肿瘤坏死因子抑制剂能够削弱免疫系统，感染风险也会增加，如果同时在使用甲氨蝶呤或皮质类固醇，感染风险的增加会更为明显。医生会监测患者是否有感染的征象。如果已经出现发热、不适等感染的症状，应告知医生。

有些患者在使用肿瘤坏死因子抑制剂的时候，会出现狼疮或多发性硬化症等疾病的症状。也有报道称淋巴瘤和异常细胞生长的风险也会有所增加，但专家并不确定这是由肿瘤坏死因子抑制剂的作用引起的，还是因为类风湿关节炎并发症的影响。

如果患有充血性心力衰竭的话，医生可能不建议使用肿瘤坏死因子抑制剂，因为肿瘤坏死因子抑制剂可能损伤心功能。

白介素–1抑制剂

阿那白滞素是一种生物制剂，可以与细胞上的受体结合，而这些受体在正常情况下是结合细胞因子白介素–1的。阿那白滞素会占据受体上免疫蛋白的位点，从而抑制其活性。一般而言，阿那白滞素治疗类风湿关节炎的效果不如肿瘤坏死因子抑制剂，但是如果患有其他自身免疫性炎症性疾病的话，阿那白滞素可以带来获益。

白介素–6抑制剂

细胞因子白介素–6可以激活T细胞、B细胞和其他免疫细胞。托珠单抗与阿那白滞素的作用机制相似，也是通过阻断细胞受体上白介素–6的结合位点发挥作用的。托珠单抗已获批用于类风湿关节炎的治疗，也可以用于治疗其他形式的关节炎。

其他生物制剂

除了细胞因子以外，生物制剂还可以阻断很多其他免疫细胞的功能，例如T淋巴细胞和B淋巴细胞等。

·**阿巴西普**。阿巴西普可以抑制T细胞的功能，患有中重度类风湿关节炎而用其他药物效果不佳的患者一般会使用这种药物。阿巴西普可以延缓关节损伤，并且改善身体机能。阿巴西普不应与肿瘤坏死因子抑制剂共同使用。如果您患有慢性阻塞性肺病的话，需要小心使用。

·**利妥昔单抗**。利妥昔单抗是一种基因工程生产的蛋白，可以结合B细胞，导致细胞自毁。B细胞在炎症反应的维持过程中发挥着重要的作用，而炎症反应是类风湿关节炎的特征。

·**托法替尼**。严格地说，托法替尼并不是一种生物制剂，而是一种"小分子"，可以抑制Janus激酶的功能，这种酶在激活免疫系统的过程中发挥着重要功能。托法替尼已获批用于治疗使用甲氨蝶呤后反应不佳的中重度类风湿关节炎。

关节炎用药指南

　　以下是常用于关节炎处方中的药物名单，其中包含药物的常用商品名和重要的获益、风险以及用药时应考虑的注意事项。

　　注意随时将您所使用的药物、维生素和补剂，告知您的医疗团队中的每个成员，包括您的医生、专科医师、药师以及牙医；让医疗团队对有害的药物相互作用有所警惕。如果您使用了不止一种治疗慢性疾病的药物，例如关节炎药物与糖尿病和高血压药物同时使用时，这一点尤为重要。

　　如果您正在遭受副作用的困扰，需要尽快告知您的医生。换用其他药物可能效果会更好。儿童与老人身上更容易出现药物副作用，需要进行严密监测。要将药物置于儿童够不到的地方。

　　这份用药指南并不全面。新的商品名出现之后，有些旧的商品名可能不再使用了。所有的药物都有不良反应和益处，可能会通过不同的方式影响您的身体。如果您对任何您正在使用的或正在考虑的药物存有疑虑的话，不要犹豫，立刻咨询您的医生或药师。要防患于未然。

非甾体抗炎药（NSAID）

通用名	商品名
三水杨酸胆碱镁	
双氯芬酸	克他服宁、扶他林、其他
双氯芬酸及米索前列醇	奥斯克
布洛芬	艾德维尔、美林IB、其他
吲哚美辛	消炎痛
酮洛芬	
美洛昔康	莫比可
萘普生	Aleve、Anaprox、消痛灵、其他
吡罗昔康	费啶
舒林酸	奇诺力
托美丁钠	

常用给药方式：

· 口服。

获益：

· 缓解轻中度疼痛。

· 减轻炎症和关节僵硬的症状。

风险：

· 胃部不适、腹痛、恶心。

· 烧心、溃疡。

· 皮肤反应。

· 头痛、眩晕、疲劳。

· 便秘或腹泻。

· 肾病。

注意事项：

· 如果患有溃疡、胃肠道出血、哮喘或心血管疾病，慎用这类药，或使用替代药物，不过事先要咨询医生。

· 不要同时使用两种以上非甾体抗炎药。

· 儿童使用非甾体抗炎药前要先咨询医生，包括其中的非处方药物。

· 如果年龄超过65岁，风险会增加，尤其是肾脏和胃的损害。

·使用非甾体抗炎药的同时使用抗凝药会增加出血风险。

阿司匹林

通用名	商品名
阿司匹林	阿纳辛、拜耳、百服宁、其他

常用给药方式：

·口服。

获益：

·缓解轻中度疼痛。

·减轻炎症和关节僵硬的症状。

风险：

·胃部不适、腹痛、烧心、溃疡。

·耳鸣及听力丧失。

·内出血。

注意事项：

·手术前或接受牙科治疗之前应告知外科医生或牙医。

·儿童或青少年使用阿司匹林前应先咨询医生。儿童使用阿司匹林会导致瑞氏综合征（表现为急性肝脂肪变性—脑病综合征）。

·除非有医生处方，妊娠期间请勿使用阿司匹林。

对乙酰氨基酚

通用名	商品名
对乙酰氨基酚	泰诺、其他

常用给药方式：

·口服。

获益：

·缓解轻度疼痛的首选药物。

·起效快。

风险：

·高剂量会导致肝损伤，与酒精或其他药物共同使用时尤甚。

注意事项：

·与华法林等抗凝药共同使用可能会增加出血的风险。

·检查所有的药物标签，以了解其中是否含有对乙酰氨基酚。

环氧合酶-2抑制剂

通用名	商品名
塞来昔布	西乐葆

常用给药方式：

·口服。

获益：

·缓解轻中度疼痛。

·减轻炎症。

风险：

·胃部不适、恶心、腹痛。

·腹泻。

·头痛。

·肾损害。

注意事项：

·如果您有心血管病史，或有高危因素，请使用替代疗法。

·如果您患有哮喘的话请慎用（哮喘患者可能对阿司匹林敏感）。

·虽然与传统非甾体抗炎药相比，这种药物产生胃肠道副作用的可能性更小，但仍有可能出现胃溃疡和出血。

曲马多

通用名	商品名
曲马多	Conzip、Rybix ODT、Ultram、其他
曲马多和对乙酰氨基酚	及通安

常用给药方式：

· 口服。

获益：

· 缓解中重度疼痛。

· 引起困倦的风险比麻醉药更低。

风险：

· 恶心、胃痛。

· 便秘或腹泻。

· 头晕、眩晕、困倦。

注意事项：

· 长期使用这种药物可能会导致药物滥用或依赖。

· 用药时不要饮酒（包括含有酒精的药物）。

· 这种药物可能会增加癫痫的风险。

· 与其他药物（抗抑郁药物、某些治疗偏头痛药物等）共同使用时，可能会导致5-羟色胺综合征。如果您出现烦躁不安、幻觉、心跳不规律或协调性不佳等症状，请告知您的医生。

· 如果突然停药的话，可能会出现戒断症状。

· 这种药物可能会加重抑郁症的某些症状。

麻醉药

通用名	商品名
对乙酰氨基酚和可待因	泰诺3号及4号、泰诺和可待因Elixir
羟考酮	奥施康定、Roxicodone
羟考酮和对乙酰氨基酚	Percocet、Roxicet、其他
氢可酮和对乙酰氨基酚	维柯丁、其他
哌替啶	德美罗

常用给药方式：

· 口服。

获益：

· 缓解中重度疼痛。

· 对于其他治疗方法无法缓解的疼痛效果较好。

风险：

· 头晕、眩晕、困倦。

· 便秘。

· 胃部不适、恶心。

注意事项：

· 延长释放（ER）、缓慢释放（SR）和控制释放（CR）剂型如果弄破、咀嚼或压碎药片的话，可能会使药物迅速吸收，而吸收过快可能致命。

· 用药时不要饮酒（包括含有酒精的药物）。

· 这种药物可能使患者出现耐受性，即需要使用更大的剂量来达到同样的缓解疼痛的效果。

· 长期使用时，这些药物可能导致药物滥用或依赖。

· 突然停药可能会出现戒断症状。

局部止痛药

通用名	商品名
辣椒素	Capsin、Zostrix、其他
水杨酸	Aspercreme、其他
薄荷醇	撒隆巴斯、奔肌、其他
双氯芬酸	扶他林、Pennsaid、其他
利多卡因	Lidoderm

常用给药方式：

· 局部皮肤用药。

获益：

· 缓解局部疼痛。

风险：

· 瘙痒。

· 刺痛或灼痛。

· 皮疹。

注意事项：

· 用药后，请先彻底洗净双手再揉搓或接触眼睛。

·不要在有伤口或易受刺激的皮肤表面揉搓这些药物。

·如果您对阿司匹林过敏，或者正在使用抗凝药，在使用局部止痛药前，先和医生确认能否使用。

·不要将绷带覆盖在用药处，也不要包扎用药处，用药时也不能使用加热垫。

皮质类固醇

通用名	商品名
倍他米松	Celestone
地塞米松	
甲基泼尼松龙	Depo-Medrol、Medrol、Solu-medrol
泼尼松	
泼尼松龙	Prelone、其他
曲安奈德	Kenalog

常用给药方式：

·口服、注射到受累关节或静脉内使用。

获益：

·迅速缓解重度疼痛。

·减轻炎症反应。

·缓解突然发作或突然加剧的症状。

风险：

·恶心。

·入睡困难（失眠）。

·食欲增加。

·焦虑、易怒。

·情绪改变。

·手部、腿部及足部肿胀。

·视力改变。

·血糖或血压升高。

·体重增加。

·骨质疏松。

注意事项：

· 使用皮质类固醇时不要接种活病毒疫苗。

· 皮质类固醇可以增加感染风险。用药时要勤洗手，而且要避免接触病人。

· 这些药物在长期使用后都不能立即停药。

透明质酸

通用名	商品名
透明质酸	

常用给药方式：

· 注射到受累关节中。

获益：

· 常用于膝关节的骨关节炎。

· 如果有一个或两个关节持续疼痛的话，这种药物比较适用。

· 可实现疼痛的长期缓解。

风险：

· 暂时加重注射处的炎症及发红发热等症状。

· 轻微挫伤。

注意事项：

· 若对鸡蛋过敏的话应慎用。

· 注射后48小时内不要剧烈运动或长时间运动。

疾病缓解性抗风湿药

这类药物均可延缓或阻止炎症反应的进程，而类风湿关节炎和银屑病性关节炎、强直性脊柱炎、狼疮、某些类型的幼年特发性关节炎等其他风湿性疾病的特点就是炎症反应。疾病缓解性抗风湿药可以延缓炎症的进程，从而防止关节遭到进一步损伤。

甲氨蝶呤

通用名	商品名
甲氨蝶呤	Rheumatrex、Trexall

常用给药方式：

· 口服或注射。

获益：

· 类风湿关节炎药物治疗的首选。

风险：

· 胃部不适或恶心。

· 食欲减退。

· 口腔疼痛。

· 严重感染。

· 血细胞减少而导致比平时更易出现出血或挫伤、疲劳、虚弱。

注意事项：

· 妊娠期间不建议使用甲氨蝶呤，以防伤及胎儿。如果您有怀孕的计划，请和医生讨论可能的替代药物。

· 如果您已有感染、血液疾病、肾病、肝病、肺病、淋巴瘤病史、消化性溃疡或溃疡性结肠炎的话，甲氨蝶呤可能并不适用。

· 使用甲氨蝶呤时，您需要定期接受监测，以便及时发现您的血细胞计数及肝肾功能的改变。

· 如果用药后出现任何反应，请立刻联系您的医生。

· 不要饮酒。

· 和您的医生讨论免疫系统的情况。

来氟米特

通用名	商品名
来氟米特	爱若华

常用给药方式：

· 口服。

获益：

· 可以替代甲氨蝶呤。

· 对于难以治愈的类风湿关节炎，可以将来氟米特与甲氨蝶呤联合使用。

风险：

· 腹泻。

· 恶心。

· 皮疹。

· 脱发。

· 高血压。

注意事项：

· 用药时应避免妊娠，待药物从体内清除之后再行妊娠。

· 如果您已患有肝病，则不建议使用来氟米特，因为这种药物会加剧肝病。

· 用药前建议进行感染的筛查，如乙肝、丙肝等。

· 用药时需要定期监测，以及时发现血细胞计数和肝肾功能的改变。

· 必要时可用消胆胺来加速来氟米特从体内清除的速度。若不使用消胆胺的话，可能需要2年才能将体内的来氟米特清除。

· 用药时不建议接种活病毒疫苗。

柳氮磺吡啶

通用名	商品名
柳氮磺吡啶	Sulfazine、其他

常用给药方式：

· 口服。

获益：

· 对于早期的轻度类风湿关节炎有效。

风险：

· 胃部不适。

· 头痛。

· 皮疹。

· 恶心、呕吐、食欲减退。

注意事项：

· 若出现咽痛、发热、面色苍白、皮下瘀血等症状或眼睛或皮肤上出现黄染，请告知您的医生，这有可能是严重血液病的症状。

· 若您患有严重血液病或肝肾疾病，请慎用柳氮磺吡啶。

· 尿液或皮肤可能会变成浅橘黄色。

羟氯喹

通用名	商品名
羟氯喹	赛能

常用给药方式：

· 口服。

获益：

· 对早期的轻度类风湿关节炎及狼疮有效。

风险：

· 胃部不适、恶心。

· 皮疹。

· 眩晕。

· 头痛。

· 视力改变。

注意事项：

· 用药前可以先进行初步的眼部检查，用药时也需要定期检查，以监测视力是否改变。

· 有肝病或饮酒后的患者慎用。

米诺环素

通用名	商品名
米诺环素	Minocin、Solodyn、其他

常用给药方式：

· 口服。

获益：

· 可用于早期的轻度类风湿关节炎的治疗。

· 有助于减少皮质类固醇的用量。

风险：

· 恶心。

· 腹泻。

· 皮疹、光过敏。

· 眩晕。

· 头痛。

· 头晕。

注意事项：

· 妊娠期间不建议使用米诺环素，因为米诺环素会伤害胚胎，包括发育中的牙齿的损伤及牙齿变色。

· 米诺环素会削弱口服避孕药的效果。请向您的医生了解避孕措施。

金化合物

通用名	商品名
金诺芬	瑞得

常用给药方式：

· 口服。

获益：

· 治疗类风湿关节炎时，金化合物是仅次于强效抗炎药的第二选择。

风险：

· 恶心、胃部不适。

· 腹泻。

· 瘙痒。

· 皮疹。

注意事项：

· 妊娠时不建议使用金诺芬，因为金诺芬会伤及胎儿。如果您有备孕计划，请和医生讨论可能的替代药物。

· 若您患有肾病、肝病、炎症性肠病、皮疹或骨髓缺陷性疾病，则不可选用金诺芬。

· 若有任何中毒反应的征象或症状，如尿中带血、瘙痒、口腔疼痛或持续性腹泻等，请迅速联系您的医生。

· 血小板的减少会使您容易发生皮下瘀血或出血。

硫唑嘌呤

通用名	商品名
硫唑嘌呤	Azasan、依木兰

常用给药方式：

· 口服。

获益：

· 治疗类风湿关节炎的第二选择。

· 硫唑嘌呤可以控制白细胞，限制自身免疫反应，而自身免疫反应是类风湿关节炎发病过程中的一部分。

风险：

· 恶心、呕吐。

· 食欲减退。

注意事项：

· 如果您正在使用别嘌呤醇（Zyloprim）或非布索坦（优络瑞克）等治疗痛风的药物，请不要使用硫唑嘌呤。这两种药物同时使用会增加毒性效应，而且一旦用药，需要斟酌剂量并严密监测。

· 硫唑嘌呤会导致血小板缺陷，从而导致出血或异常皮下瘀血。

· 由于使用硫唑嘌呤会增加感染的风险，请定时洗手并且避免接触病人。

· 接种疫苗前应先与医生确认。

环孢菌素

通用名	商品名
环孢菌素	Gengraf、新山地明

常用给药方式：

· 口服。

获益：

· 环孢菌素可以降低体内免疫系统的活性，抑制免疫功能，从而减轻炎症，延缓关节损伤。

风险：

· 痤疮。

· 胃部不适。

· 肾病。

· 高血压。

· 促进毛发生长。

· 头痛。

注意事项：

· 如果您的肾功能有异常，患有高血压且控制不佳，或者患有任何一种癌症的话，不建议使用环孢菌素。

· 如果环孢菌素和甲氨蝶呤共同使用的话，建议进行定期监测，以及时发现血细胞计数和肝功能的改变。

· 不要在用药期间食用葡萄柚、葡萄柚汁或圣约翰草，因为这些物质会影响身体对药物的吸收。

· 不建议在用药期间接种活病毒疫苗。

· 环孢菌素会增加淋巴瘤和其他癌症的风险。

· 由于环孢菌素会增加感染的风险，请定期洗手，且避免接触病人。

生物制剂

对于早期、严重的类风湿关节炎和持续6个月以上而用甲氨蝶呤或联合疗法效果不好的类风湿关节炎，建议使用生物制剂。生物制剂可以和疾病缓解性抗风湿药、非甾体抗炎药以及皮质类固醇联合使用。如果您现在有活动性感染的话，您的医生可能要在开始使用生物制剂之前先治疗感染。所有使用生物制剂的患者都应事先进行结核检查，以明确是否有潜伏性感染。

肿瘤坏死因子抑制剂

通用名	商品名
阿达姆单抗	修美乐
赛妥珠单抗	Cimzia
戈利木单抗	欣普尼
依那西普	恩利
英夫利昔单抗	类克

常用给药方式：

· 注射。

获益：

· 以肿瘤坏死因子-α为靶点。肿瘤坏死因子-α是一种免疫活性物质，在类风湿关节炎的特征性慢性炎症级联反应中发挥着关键作用。

风险：

· 注射处会有轻微的反应（发红、疼痛、瘙痒、肿胀或瘀伤）。

· 头痛。

· 腹痛。

· 上呼吸道感染。

注意事项：

· 使用肿瘤坏死因子抑制剂之前，您会接受结核和乙肝及丙肝的筛查。必要时需要在开始治疗前针对感染进行治疗。

· 使用肿瘤坏死因子抑制剂时，您的医生会对您进行严密监控，以及时发现感染的征象。如果您出现了发热、不适或不明原因的体重减轻、出汗过多、咳嗽或呼吸困难的话，请立即告知医生。

·使用肿瘤坏死因子抑制剂时，不建议接种活病毒疫苗。

·如果您有慢性感染或反复感染，或有心力衰竭或癫痫病史，肿瘤坏死因子抑制剂可能并不适用。

·这类药物会增加淋巴瘤或其他癌症的发生风险。

·这类药物会提高新发心衰及原有心衰恶化的风险。

·有些患者用药后会出现银屑病，已患银屑病的患者病情也有可能恶化。

·这类药物可能会破坏脑和脊髓中神经纤维周围的保护膜。

·生物制剂会影响特定类群的血细胞，如果您在用药后比平常更易出现出血、擦伤、疲劳或虚弱等症状，请告知您的医生。

白介素-1抑制剂

通用名	商品名
阿那白滞素	Kineret

常用给药方式：

·注射。

获益：

·以白介素-1为靶点，有助于阻断疾病的进展，白介素-1是炎症反应中的一个关键因子。

风险：

·注射处的局部反应。

·腹泻。

·流感样反应。

注意事项：

·用药过程中，您的医生可能要监测您的白细胞计数结果。

·这种药物会提高严重感染的发生风险，包括结核及细菌、病毒和真菌的感染。

·一旦出现发热、不适或出现不明原因的体重减少、出汗过多、咳嗽或呼吸困难的现象，请联系您的医生，因为这有可能是感染的征象。

·用药时不建议接种活病毒疫苗。

白介素-6抑制剂

通用名	商品名
托珠单抗	雅美罗

常用给药方式：

· 注射。

获益：

· 以白介素-6为靶点，阻断炎症反应的过程。

· 使用其他药物效果不佳的患者，可以选用这类药物。

风险：

· 出现感冒症状。

· 严重感染，包括结核、细菌性败血症和真菌感染。

· 休眠期结核病的再度激活。

· 过敏反应，可能很严重（变态反应）。

· 肠壁撕裂（肠穿孔），尤其是有憩室炎的情况下。

· 血胆固醇升高。

· 血细胞缺陷，导致比平时更容易出血或发生皮下瘀血，还有疲劳、虚弱等。

注意事项：

· 使用托珠单抗之前，您需要接受结核、乙肝和丙肝的筛查。必要时，需要在开始用药之前治疗感染。

· 使用托珠单抗时，您的医生可能会对您进行密切监测，以及时发现感染的征象。如果您出现了发热、不适，或出现不明原因的体重下降、出汗过多、咳嗽或呼吸困难，请立即联系您的医生。

· 使用这种药物时，您需要接受定期监测，以及时发现血细胞计数及肝功能的改变。

· 用药时不建议接种活病毒疫苗。

· 若有肝脏疾病，不建议使用托珠单抗。

阿巴西普

通用名	商品名
阿巴西普	恩瑞舒

常用给药方式：

·注射。

获益：

·抑制T细胞的激活，阻止炎症的持续进展。

·一般只对其他方式治疗效果不好的严重类风湿关节炎患者使用。

风险：

·头痛、恶心。

·增加感染的风险，包括结核、细菌性败血症和真菌感染。

注意事项：

·使用阿巴西普之前，您要接受结核、乙肝和丙肝的筛查。

·如果您出现了发热、不适，或出现不明原因的体重下降、出汗过多、咳嗽或呼吸困难，请立即联系您的医生，因为这可能是感染的征象。

·用药时不建议接种活病毒疫苗。

利妥昔单抗

通用名	商品名
利妥昔单抗	美罗华

常用给药方式：

·注射。

获益：

·以免疫系统的B细胞为靶点，杀死B细胞。

·一般只用于接受其他方式治疗后效果不佳的严重病例中。

·可与甲氨蝶呤共同使用。

风险：

·注射处的局部反应。

· 上呼吸道感染的症状。

· 泌尿道感染。

注意事项：

· 使用利妥昔单抗之前，您会接受结核、乙肝及丙肝的筛查。

· 这种药物在注射后24小时内会出现副作用。若要减轻副作用，您的医生可能会给您使用皮质类固醇、对乙酰氨基酚或抗组胺药物。

· 用药时，或用药前4周内，不建议接种活病毒疫苗。

· 用药过程中及停药后12个月内，不建议女性患者开始妊娠。

托法替尼

通用名	商品名
托法替尼	Xeljanz

常用给药方式：

· 口服。

获益：

· 抑制Janus激酶的激活。

· 用于患有中重度类风湿关节炎且用甲氨蝶呤效果不佳的患者。

风险：

· 上呼吸道感染。

· 头痛。

· 腹泻。

· 鼻咽炎症。

· 提高严重感染的风险。

· 提高淋巴瘤和其他癌症的发生风险。

· 可能会升高血胆固醇。

注意事项：

· 可以与甲氨蝶呤或其他属于非生物制剂的疾病缓解性抗风湿药联用，但不应与属于生物制剂的疾病缓解性抗风湿药或强免疫抑制性药物共同使用，如硫唑嘌呤或环孢菌素等。

·需要进行潜伏性结核感染的检查。如果检查结果呈阳性，则需要在用药前先治疗结核。即使检查结果为阴性，在治疗过程中也需要检测结核病是否再度激活。

·用药过程中您要定期接受监测，以及时发现血细胞计数、肝酶及血胆固醇水平的改变。

第六章

手术治疗

如果患者已经尽其所能接受积极治疗，而关节炎所致的关节疼痛仍无法得到缓解，医生可能会建议他接受手术治疗，以减轻症状，并可让患者的生活更加积极且更加幸福。

用手术方法治疗关节炎的目的包括，缓解慢性疼痛，延缓或阻止软骨损伤，恢复关节的活动性及稳定性并且尽可能恢复关节功能。

有些患者在无法继续忍受疼痛时，或者在使用药物、锻炼和减轻体重等其他治疗手段无效的情况下，会选择手术治疗。其他患者选择手术治疗则是因为关节炎干扰了他们的工作能力、日常生活、职业发展和家庭活动。

选择手术治疗需要经过患者和医生的谨慎思考与详细计划。而手术方式也多种多样，每种手术所带来的获益和风险都有所不同，术前在选择最佳手术方案时，考虑的关键是要理解手术有可能带来的结局如何。

还要注意的是，要了解到手术可能会为关节带来的各种物理限制——例如，如果选择了一种特定的手术方式，要知道关节灵活性是否会受到约束，以及某些运动方式是否会受到限制。

可能影响手术结局的因素有：支持关节的骨骼、肌腱和韧带的强度、年龄、体重、参与康复活动的能力等。

常见的关节手术

多种类型的手术都可以用来治疗关节炎，以修复关节。外科医生为了解决患者的特定需求，会建议他选择其中的某种手术方式。根据患者的年龄、总体健康状况、关节炎的类型和具体的关节问题等，医生可能会推荐一种或多种手术方式。

清创术

医生可能会采用这种手术方式，以清除松动的骨、软骨和滑膜的碎片，这些碎片会导致关节疼痛，尤其是在膝关节中。医生会打开一个小切口，并插入关节镜——一个细的光导纤维管，医生可以通过关节镜上的小镜头来观察关节内的情况，并且吸出碎片。医生也会将其他的器械通过另外的切口伸入关节内，以供手术使用。

对于骨关节炎早期的患者，清创术所带来的获益很大。松动的碎片会在膝关节中产生"抓牢"或"锁定"的感觉。虽然清除松动的碎片并不能逆转关节炎，但是手术可让关节的活动更为顺畅。

滑膜切除术

滑膜切除术（synovectomy）的目的是清除受炎症影响的关节内所衬的滑膜组织，常用于治疗类风湿关节炎的患者。清除滑膜组织可以减轻疼痛和肿胀，并且延缓，甚至有可能阻止软骨和骨的破坏。虽然滑膜切除术可以缓解疼痛，但是无法治愈疾病。由于滑膜在术后还会生长并恢复，炎症反应还可能会再发。

对于手指关节、腕关节、膝关节等，在软骨发生显著的侵蚀之前、关节尚未发生畸形时，滑膜切除术是常规实施的手术。有些医生也会在肘关节实施滑膜切除术。滑膜切除术可通过关节镜实施或通过开放性手术实施。

软骨移植术

软骨移植术是从健康的关节软骨中取出一些细胞，在实验室中培养，然后再植入受损的关节中，同时注入一种可以促进软骨生长的溶液。

软骨移植术一般只用于小范围内的软骨损伤。对更大面积的损伤进行移植治疗的尝试尚未成功，关节炎却会造成较大面积的损伤。正确选择促进健康软骨生长的物质（软骨生长因子）有助于手术的成功。

截骨术

截骨术中，医生会将受累关节附近的骨骼切除并复位，以矫正关节炎所导致的畸形。如此调整可以将体重更均匀地分布到关节中，有助于延缓软骨的损伤。截骨术（osteotomy）是矫正生理弯曲及膝关节周围骨关节炎所导致的胫骨弯曲最常用的手术方法。

选择手术医生

如果患者已决定进行手术，初级医疗医生或风湿科医生可能会将他转诊到骨科医生处。骨科医生会进行关节、肌肉和骨骼的手术。一般而言，患者会想要一位在关节手术领域有丰富经验的医生。

选择医生之后，就要对医生有信心。获得专业认证的骨科医生都接受过专业的培训，拥有丰富的经验，所接受的训练都符合严格的专业标准。有些医生会完成额外的训练，并且将执业的重点放在某一特定关节上。经验丰富的骨科医生能够告诉患者，可选用何种手术方法，每种手术的风险和获益有哪些，以及康复期间会出现什么情况。

患者可能会询问医生的问题有：

- 您以前做过多少台这种手术？
- 这种手术的短期及长期风险有哪些？
- 对于这台手术，您推荐使用哪种植入物？
- 手术会使用哪种麻醉方法？其风险有哪些？
- 我会很疼吗？采用什么方法能够缓解疼痛？
- 康复过程有多久？康复过程中会出现哪些情况？
- 我的术后结局如何？

由于手术会带来潜在的风险和花销，在实施手术前，想要寻求另一方的意见也在情理之中。患者和医生双方都可以寻求其他方面的意见。这方面不需要担心，尽管寻求意见即可。

人工关节的解剖结构

关节炎会逐渐破坏关节结构，植入人工关节有助于缓解疼痛，并修复功能，使其达到接近正常的水平。植入物又叫作假体。

人工关节由多种金属、陶瓷或类似于塑料的材料（即多聚体）制造。医生会从多种型号、形状及结构的植入物中选择最适用的植入物。在有些医学中心，医生可能会用电脑来定制植入物。

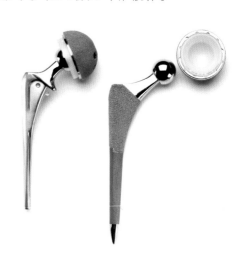

在传统手术中，医生会用一种特殊的骨水泥将关节植入物固定到骨上。一般而言，这种方法效果较好，但是骨水泥有时会在几年后裂开，导致植入物松动。一旦发生松动，就需要进行翻修手术，以再次固定植入物或替换原有的植入物。

目前更常用的是非骨水泥型的假体，在髋关节手术中尤为常用。这些植入物的表面是多孔的，骨可长入多孔材料的孔中并自行固定，这种材料的耐久性更好。但是非骨水泥型植入物也有可能发生松动。在少数情况下，骨并不能自行固定到植入物上，而植入物会固定到瘢痕组织中。

随着时间的推移，关节假体会因摩擦和磨损而产生碎片。这些微小的颗粒会引发炎症，并破坏关节内的骨骼，最终导致植入物松动。一般情况下，医生会要求患者每隔几年就定期配合随访，以对关节进行监测。

切除术

如果关节疾病会使患者在运动时感到疼痛的话，医生有时就会切除部分或全部的受损骨骼。切除术常在足部、腕部或手部进行，足部的切除术有助于恢复行走功能，而腕部和手部的切除术可以减轻疼痛。在髋关节和膝关节等大关节处，切除术不是很常用。

关节置换术

如果关节炎对关节造成了严重损伤，医生就会建议用合成材料代替原有关节，即关节置换术（arthroplasty），又叫作关节置换成形术。

在手术中，医生会切除受损关节中的部分结构，然后用高密度的塑料、金属合金或陶瓷器械取代原有结构，这些合成材料叫作假体或植入物。关节置换术中，主要韧带和肌腱的大部分结构都会保留在原位并进行再平衡，使关节可以正常弯曲和伸直，术后关节在侧向及前后方向上的稳定性都有保障。

关节置换术常用于髋关节和膝关节中，但是对于其他的关节，也可以利用植入物替换关节中受损的骨骼和软骨。

在有些案例中，医生可能会保留大部分关节结构，而仅置换受损最严重的结构。例如，医生可能会对髋关节内的股骨头进行重塑，然后植入金属帽（与镶牙套的过程类似），但是会保留关节内的其他结构。

关节表面置换术也有助于防止或推迟全关节置换术的进行，但是关节表面置换术后可能出现骨质破坏或骨折。

关节融合术

关节融合术（arthrodesis）又叫作关节固定术，用于减轻疼痛，也可改善脊柱、腕关节、踝关节、指关节和趾关节的稳定性。手术时，医生会从两骨的末端切除薄层组织，并将两骨结合到一起，手术常使用钉、杆或板。两骨连接处会长出新的骨细胞，使两骨融合。治愈后，融合的关节可以承重，但不能活动。由于此时的关节不再能够活动，关节融合术一般会在全关节置换术无法实施的情况下使用。

身体中的关节

身体中有多种不同类型的关节，这些关节能够实现各种必要的功能：

不动关节。关节两侧的骨之间不能发生相对运动。这种关节有缓冲作用，以防止骨折，同时保护深部的组织。例如，颅骨骨板之间的关节就可以保护其深部脆弱的脑组织。

铰链关节。与门上的铰链相似，铰链关节只能朝一个方向运动（其他方向也可有轻微幅度的运动）。肘关节、指关节、膝关节和趾关节中都有铰链关节。

枢轴关节。这种关节可以进行旋转运动。颈部的枢轴关节能够让头部左右旋转。肘关节中就有铰链关节和枢轴关节。

球窝关节。在这些关节中，都有一个较大的圆形骨质结构，能够紧密地与另一骨上杯状的骨腔配合。这种结构几乎可以实现各个方向的运动，能够摇摆和旋转。肩关节和髋关节就是典型的球窝关节。

肌腱与韧带的调整

医生可以修复撕裂的肌腱，以减轻疼痛、恢复功能，在某些情况下还可以防止肌腱破裂。手术中有时会调整肌腱和韧带的松紧，以减轻疼痛，提高关节的活动性，或者使全关节置换术进行得更顺利。医生也会通过这种手术来缓解受损关节周围神经所受的压力。

选择正确的手术方式

由于不同关节的大小、形状、结构和功能都不同，医生必须考虑到所有的不同点，并根据各个关节的特征来调整治疗方案。这一部分的内容会讲解医生是如何选择手术方式的，可供选择的手术类型基本都包含在上一部分的内容之中，还包括各种手术用来缓解哪些关节中的何种症状。

手关节和腕关节

在关节炎累及手关节和腕关节之前，人们会认为握住汤匙、转动门把手和扣扣子等动作的顺利进行是理所应当的。关节炎的疼痛会使运动十分艰难，甚至根本无法活动。

和其他的关节手术相似，手关节和腕关节手术的首要目标是改善功能和减轻疼痛。虽然有些手术可以改善畸形的指关节的外观，但并不建议仅因外观因素而实施手术——除非这种畸形对个人形象和社会关系造成了严重影响。

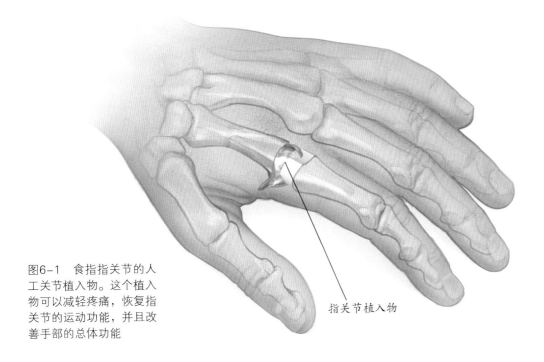

图6-1　食指指关节的人工关节植入物。这个植入物可以减轻疼痛，恢复指关节的运动功能，并且改善手部的总体功能

指关节植入物

肌腱和韧带的调整。类风湿关节炎有时会使手关节和腕关节的肌腱撕裂，而手术可以修复这种损伤，并防止其他肌腱的撕裂。还有些手术可以调整手部和腕部肌腱的松紧，以缓解疼痛、改善运动功能并提高握力。

滑膜切除术及其他的切除术。将发炎的组织或受损的骨从关节中切除，可以减轻由类风湿关节炎引起的腕关节和趾关节的疼痛。

关节融合术。如果指关节和腕关节都受到了严重损伤，关节融合术则可以缓解疼痛，并增强稳定性。但是，腕关节的融合会降低手部的运动能力。

关节置换术。手关节和腕关节的置换不如髋关节和膝关节常见，部分原因是，手部和腕部的关节比较小且贴近皮肤，需要对韧带和肌腱实施精细的修复术。

手是一个复杂的结构，有许多部位可以活动。由于关节融合术、肌腱调整等手术的结局一般较好，很多医生都仅在病变最严重的关节上实施置换术。有些医生会在老年患者的指关节实施置换术，因为老年患者动手比较少，所以人工指关节的使用年限更长。

如果手关节或腕关节接受了关节置换术，医生会用夹板将患者的手固定2至3周，直到软组织愈合为止。

然后，患者可以接受理疗以对组织功能进行训练。术后治疗至关重要，因为腕关节和指关节置换术后需要进行很多软组织的重建工作。

肘关节

如果药物和日常训练不足以缓解肘部关节炎所导致的疼痛，患者可能会考虑其他的选择。多种手术都可以减轻疼痛，扩大运动范围。可选用的手术方法包括切口小、恢复快的关节镜手术，以及完全的肘关节置换手术。

肘关节的手术一般在以下两种方法中选取一种。开放性手术是一种较为传统的手术方法——通过手臂上的切口直接进入肘关节。很多医院都可以做肘关节的开放性手术，而且医生多年来都在实施这项手术。

另一种方法是关节镜手术。关节镜手术可以降低感染的风险，术后的瘢痕也更少。但是，手术需要特殊的专业技能，因为手术医生会在肘关节内使用一种小的镜头和特殊的小手术器械。如果关节炎对关节的损伤太严重，则不能实施肘关节的关节镜手术。由于这种手术专业性相对较强，有些医疗中心可能无法实施。

确定哪种手术最适合自己时，需要考虑到很多因素，包括关节炎的类型——骨关节炎或类风湿关节炎，以及肘关节的具体情况。

滑膜切除术或其他切除术。对于早期类风湿关节炎的患者，首选的手术方式是，切除有炎症的组织，有时也要切除受损的骨组织。这项手术有助于扩大肘关节的活动范围，并缓解疼痛。如果尝试了药物治疗和理疗至少有6个月，而肘关节仍有严重的疼痛的话，医生就可能会考虑滑膜切除术。

这项手术可以通过开放性手术来实现，或者在关节镜下实现。由于关节镜使用的是高倍数的光学仪器和较小的手术器械，并且让医生得以操作关节内的更多结构，所以关节镜滑膜切除术比开放性手术切除更为彻底。

关节内的滑膜最终会长回来，也就是说，肘关节的疼痛会复发。但是滑膜切除术可以推迟创伤较大的手术的实施，如肘关节置换术等。此外，药物可以防止滑膜再次出现炎症。

清创术。对于骨关节炎，如果用药或理疗后疼痛无法缓解，首选的手术方法是切除松动的碎片。清创术可以通过开放性手术或在关节镜下进行。

一种更为彻底的清创术是骨关节囊关节成形术，在这种手术中，医生会切除骨刺、松动的骨和软骨，同时会实施滑膜切除术，然后对受关节炎损伤的骨的外形进行修整。

虽然骨关节囊关节成形术可以达到非常完美的效果，但是这项技术仍然相对较新，实施困难——这就是没有得到广泛应用的原因。

插入关节成形术。这是一种开放性手术，医生会切除肘关节内的骨刺和松动的碎片，将肘关节脱离出来，然后缝入一片皮肤组织或肌腱组织—— 一般从身体的其他部位取材或从供体身上取材——使其位于肘关节两侧的骨骼之间。这片组织可以重建关节表面，防止骨之间的相互摩擦，从而减轻疼痛。

这项手术一般会在较为年轻而活跃，肘关节患有严重关节炎的成年患者身上使用，以增强关节的功能，推迟全关节置换术的实施。接受了全关节置换术之后，活动会受限，能够提拉的重量也会受限，如果患者的活动较多，这项手术可能会对生活造成严重的障碍。

接受插入关节成形术后，疼痛的缓解与运动范围的恢复程度难以预测，术后关节不稳定的风险很大。而且接受这一手术以后，并不能确保以后不需进行关节置换术。

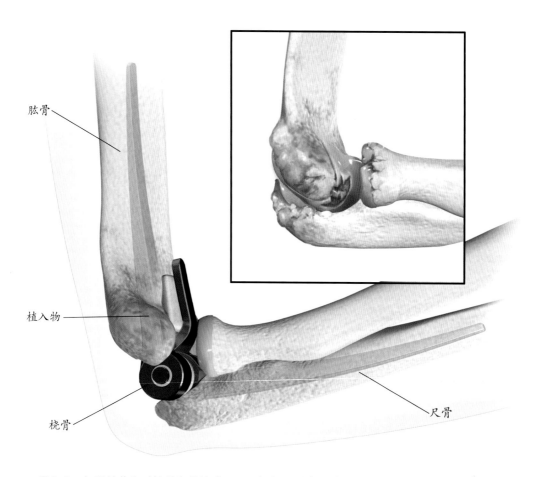

肱骨

植入物

桡骨

尺骨

图6-2　如果关节炎对软骨和骨造成了严重损坏，则建议进行全肘关节置换术。人工关节的长柄部件会插入肱骨和尺骨中，将假体固定。有些植入物仅能使肘关节在一个平面内运动（铰链关节），而另一些植入物让前臂得以旋转（铰链关节及枢轴关节），其功能与正常关节相似

关节置换术。如果疼痛难以忍受，用药效果不好，而且日常活动也受到了关节炎的限制，可能需要考虑全肘关节成形术或全肘关节置换术。

整个关节的置换术往往仅用于患有晚期关节炎，且非手术方法及较为保守的手术方法治疗效果不好的患者。关节置换术往往用于60岁以上的老年患者，对于不足60岁的患者，除非其他类型的手术失败，否则不建议接受这种手术。

关节置换术会用人工关节来替换病变的骨及其他组织，人工关节的功能与铰链相似，这种手术可以缓解疼痛并恢复运动范围。在手术过程中，医生可能会在肘关节后部打开切口，然后将肌肉和神经移开。医生会切除病变的骨，然后重塑剩余的骨组织，再植入假体关节。肘关节植入物一般会利用骨水泥进行固定，骨组织也会

长到植入物中无骨水泥的部分，有助于假体的固定。

与其他的手术相同，肘关节置换术也有感染和出血的风险。此外，新的肘关节也会有力学方面的问题，如松动和断裂等，肘关节比其他关节更有可能发生问题，因为肘关节在使用时会产生较大的压力。手术还有可能造成肘关节内神经的损伤。

肘关节置换术虽然可以扩大运动范围且减轻疼痛，但是新关节的使用也会带来很多限制。手术后不能长时间提拉重量在1千克以上的物品，只能偶尔提拉较重的物品，但也不能超过4千克。提拉过重的物品有可能损坏新的关节及相关的骨结构。这些限制可能会终生存在。

肩关节

对于肩部关节炎的治疗，医生最初一般会建议进行日常锻炼，并采取药物治疗。但是，如果采用这些方法之后，肩关节持续疼痛或运动持续受限的话，就该考虑手术治疗了。关节置换术是肩部关节炎最常用的手术，其他的手术方法也可以考虑。

滑膜切除术。如果所患的是类风湿关节炎，而肩关节的骨尚未受损，实施滑膜切除术就足以恢复运动功能并减轻疼痛。滑膜切除术可以通过开放性手术或关节镜手术来进行。

虽然术后滑膜可能继续生长并再次发炎，但是使用药物可以防止这一问题的发生。肩关节类风湿关节炎的患者接受了滑膜切除术后，再进行运动时，关节基本不会疼痛。

关节融合术。如果肩关节的骨和软骨受损严重，就需要接受积极的手术治疗。关节融合术可以减轻疼痛，并实现肩关节的长期稳定，但由于关节融合会使关节无法运动，术后肩关节的功能无法得到较好的利用。

现在，关节融合术不如以前常用。如果肩部的关节炎使肌肉和肌腱无法固定人工关节，或者肩关节的感染使软骨流失的话，医生就有可能建议患者接受关节融合术。

清创术。肩部关节炎的另一种治疗方法是骨关节囊关节成形术。这是一种关节镜手术，医生会切除骨刺并重塑和磨平关节表面。这种手术有利于减少肩关节运动时骨之间的摩擦与疼痛。

关节置换术。全肩关节置换术（关节成形术）是肩部关节炎最常用的手术。这种手术可扩大肩部的运动范围，有利于手臂的活动。全肩关节置换术还可以提高关节的强度，减轻肩部的疼痛。

在进行全肩关节置换术时，医生会切除肩关节中受损的骨组织，包括上臂骨（肱骨）上的球形关节头和肩胛骨上的关节窝（关节盂）。医生会用人工关节替换这些结构，人工关节包括一个金属的球状关节头和塑料关节窝。医生还会切除骨刺和发炎的滑膜，从而清理关节及其周围的部位。

肩关节置换术比其他的关节置换术所需的恢复期更长。患者需要学习使用新的关节，并恢复关节的强度，这需要数月时间才能完成，而完全恢复功能则需要将近一年的时间。

从术后第一天开始，患者就需要严格按照医生所制订的方案来进行锻炼。如果不能完成运动方案的话，关节会变得僵硬而不稳定，也会降低患者对新关节的

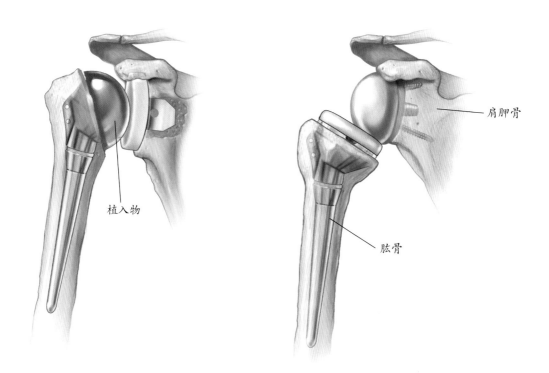

图6-3　对于全肩关节置换术（左图），人工关节中的球头部件通过插入骨内的长柄固定到肱骨上，而关节窝部件会固定到肩胛骨上。植入物如此即可使肩关节恢复天然的结构与功能。植入物的结构还可以与天然肩关节的结构相反（右图），即球头部件固定到肩胛骨上，而关节窝部件固定到肱骨上

满意度。

肩关节置换术是一项较为安全且结局可预测的手术，大部分患者都对新的关节比较满意。但与其他手术相同，这会有感染和出血的风险，甚至可能出现并发症。由于关节假体可能会因松动而需要进行翻修手术，有些人工关节最终会再次被替换。一旦肩关节变得虚弱而不稳定，就需要进行翻修手术。

半关节成形术。 如果肱骨的球形关节头受损，而肩胛骨上陷窝形的关节盂仍然完好，医生可能会建议患者接受另一种形式的关节置换术，即半关节成形术。在半关节成形术中，仅有关节头会被替换，而关节窝仍可保留，但医生有时会将关节的表面抹平。

如果肩关节中除了有关节炎的损伤以外，支撑关节的肌肉和韧带（肩袖）也发生了撕裂，可能需要接受半关节成形术。肩袖的撕裂会使肩部肌肉无法固定假体关节窝，从而降低全肩关节置换术后假体的耐久度。

如果患者比较年轻，而且肩关节需要进行积极的活动，但全关节置换术无法实现这些功能，医生可能会建议患者接受半关节成形术及表面置换术，即将一个人工假体表面覆于球状关节头上。这个手术可以缓解疼痛——不过其结局不如全关节置换术可靠——并且对假体关节造成的磨损更小。

反向肩关节成形术。 顾名思义，反向肩关节成形术就是将典型的肩关节颠倒过来。植入反向假体后，球头部件会装在肩胛骨上，而关节窝部件会装在上臂骨上。

这种手术适用于肩关节疾病较为显著的患者，如肩袖肌肉和韧带发生严重撕裂的肩部关节炎患者，或者既往肩关节置换术失败且肩袖肌力较弱的患者。反向手术可以改变肩关节的牵拉杠杆结构，受力的肌肉也有所改变，从而弥补肩袖肌力的缺失。反向肩关节成形术后，手臂上举的动作相对更轻松。

反向肩关节成形术是一种较新的手术，有人担心实施这种手术之后，随着时间的推移，新的肩关节会有意想不到的力学问题，或者发生松动。但是目前仅有早期的研究，其结果显示，反向肩关节成形术是一项很有前途的手术。

髋关节

髋关节每天都在承重、行走、爬楼梯等活动中发挥着重要功能，而髋关节一直在弯曲和扭转，所承担的工作量是全身最大的。如果减轻体重、使用药物、限制活动或使用拐杖都无法缓解髋关节的症状的话，医生可能会建议实施髋关节的手术。

截骨术。截骨术可调整髋关节中的骨骼结构，使其重归原位，这项手术偶尔会被用来减轻髋关节的疼痛，尤其是对较为年轻的关节炎患者。

手术过程中，医生会在关节下方的骨上做一个切口，然后将健康的软骨结构植入承重最大的部位，从而将关节结构恢复原位。这项手术可将体重均匀地分布到关节面上，对于有些患者来说，可以缓解疼痛，改善髋关节的功能。在情况最好的病例中，骨切除术可将全髋关节置换术的手术时间推迟10到20年。

关节融合术。关节融合术是指在患有关节炎的髋关节内进行骨的融合，是另一种手术方法。手术过程中，医生会将股骨上端的球形股骨头与骨盆内的关节窝（髋臼）进行融合，使髋关节无法运动。最适合使用关节融合术的患者是髋关节持续感染的患者及免疫系统功能低下，无法接受髋关节置换术的患者。

关节置换术。髋关节置换术，又叫作全髋关节成形术，是目前治疗晚期髋关节炎最有效的手术方法，也是最常使用的关节置换术。在美国，每年都有超过35万名患者接受髋关节置换术。

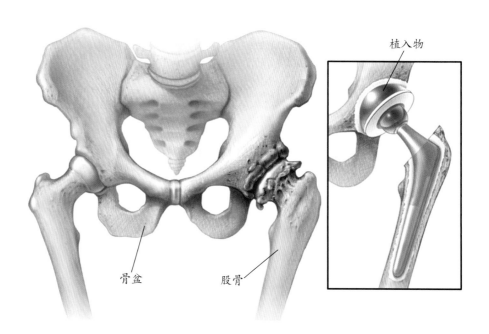

图6-4　在图中，严重的骨关节炎已经破坏了左侧髋关节的软骨和骨。全髋关节置换术中，医生将股骨头用植入物替换，植入物由金属球和与金属球相连接的金属柄组成（如右图）。而陷窝形的植入物会固定到骨盆上。植入物部件有骨水泥型和非骨水泥型两种，可根据患者的骨质情况选择其中一种使用

人工髋关节植入物的外形、设计和材料都各不相同。医生会决定哪种关节假体最适合患者使用。植入物的外形与天然的髋关节相同，与剩余的关节结构可以相互配合，像一个正常的关节一样发挥功能。人工植入物的生物相容性好——也就是说身体能够较好地接纳植入物——还能抵抗腐蚀、降解和磨损。

有些人工髋关节是利用骨水泥来固定的。其他的人工髋关节无须使用骨水泥，植入之后，随着时间的推移，会有新的骨组织长到假体上，植入物可以借此固定。目前还没有硬性规定来指导骨水泥型和非骨水泥型植入物的选择——一般是根据骨质的情况来进行选择。

一般来说，非骨水泥型植入物用于骨质情况较好的患者。但是，可能需要在术后等待几周，新的骨组织才能长出来，然后患者才可以将体重施加到新的关节上。骨水泥型植入物适用于健康情况较差或骨质较差的患者。骨水泥型关节通常可以在术后立刻承受全部体重。对于老年患者来说，混合型的关节固定方法也较为常用，即用无骨水泥的方法来固定关节窝，而利用骨水泥来固定股骨柄。

实施手术时，医生会将股骨从骨盆的髋臼窝中分离。手术会在髋关节的大肌肉之间进行，医生会切除受损的骨及其他组织，而保留健康的骨组织。然后，人工关节窝会被压入骨盆中并固定。股骨的上端会被掏空，使球头植入物的柄能够插入。球头和关节窝会共同形成新的髋关节。在关闭创口之前，医生会检查新关节的外形和稳定性。

髋关节置换术的成功率超过90%。术后15到20年都不会再次出现疼痛。但术前患者不要勉强尝试无法完成的活动。患者在术后也不能进行跑步、打篮球等冲击力较大的活动，不过可以舒适地进行游泳、打高尔夫球、走路和骑自行车等活动。

一般说来，髋关节置换术很安全，但并发症仍有可能发生。虽然有些并发症很严重，但是大部分并发症可以成功处理。在很罕见的情况下，会出现血栓、脱位、感染、骨折、假体松动和断裂、腿长改变、关节僵硬等并发症。

髋关节置换术主要针对老年患者。但对于年轻人等活动较多的患者来说，现在已有更为先进的技术，可以延长人工关节的使用年限。但是，如果活动较多，且初次手术后仍不减少活动量的话，人工关节就会发生磨损，磨损后可能需要再次手术，用新的植入物代替原来的人工关节。再次手术，又叫作翻修手术，比初次手术更难，而且效果一般不如初次手术。

目前还有一项新进展，就是一种创口较小的手术方法。虽然这种手术与传统的髋关节置换术基本相同，但是使用的器械经过特殊设计，可通过相对较小的切口进入关节中。

小创口的手术并不适用于所有人。这种手术对技术水平要求较高，而且并发症的情况与传统手术相似，如髋关节脱位、骨折和神经血管损伤等。

由于这项手术相对较新，几乎没有哪一项研究能够评估其长期的手术结局。有些短期研究显示，接受微创髋关节置换术的患者恢复较快，住院时间较短。但是，其他的短期研究并不支持这一结果，因此需要长期随访来对这种技术进行评估。

表面置换术。对于较年轻、较活跃的患者来说，有些医生可能会使用一种髋关节置换术来进行治疗，这种手术保留了大部分髋关节头，仅将损伤的部分切除，然后用一个光滑的金属表面材料覆盖关节头。与传统的髋关节置换术相似，骨盆上受损的关节窝也会被切除，并用人工表面替换。

表面置换术的优势在于，术后若有必要，还可以将整个股骨头进行置换。与全髋关节置换术相比，髋关节表面置换术术后如果发生脱位或植入物故障的话，矫正相对容易。髋关节表面置换术的一个潜在风险是股骨颈——紧贴髋关节头下方的结构——可能会发生骨折，骨折后就需要进行全髋关节置换术。

膝关节

膝关节炎手术可以用多种方式来缓解疼痛并恢复其运动功能。

清创术。这种微创手术常用于清除膝关节周围撕脱的软骨或松动的软组织碎片。如果是年轻人或中年人，关节炎可能是由运动损伤导致的。如果膝关节的关节炎比较严重或者患病时间较长的话，清创术效果可能不是很好。

滑膜切除术。对于类风湿关节炎的患者，如果软骨没有显著损伤，切除膝关节周围发炎的组织可以减轻疼痛和肿胀。滑膜切除术虽然不能延缓关节炎的进展，但是对年轻人来说，可以推迟全关节置换术的实施。

由于膝关节相对较大，医生一般会用关节镜进行手术。医生可通过关节镜看到关节内部的情况，并用较小的器械切除病变的组织。关节镜手术的切口比传统手术小，因此恢复更快。

截骨术。医生有时会建议进行截骨术——用外科手段将骨复位——以延缓膝关节软骨的损伤，并且缓解疼痛。

术后减轻疼痛

关节置换术后，医生可能会用局部麻醉药来麻痹关节周围的神经。神经的阻断是通过导管进行的，在手术当天，医生会植入导管，并留置两天。这种方式一般能较好地缓解疼痛。但随着神经阻断效果逐渐消失，疼痛会加重，这种现象是正常的。

另一种方法是在手术时将缓解疼痛的"鸡尾酒"药物（混合用药）注入关节和周围组织中。局部麻醉药和"鸡尾酒"的使用与常规的麻醉止痛药相比，副作用更轻微，甚至不会产生麻醉止痛药所导致的副作用，而且术后恢复时间更短。

神经阻断的效果消失以后，医生可能会给患者使用口服止痛药，这些药物效果一般很好。止痛药有助于减轻不适，但是不会完全缓解。最好在疼痛加重之前就用药——如果疼痛越来越严重的话，尽早告知医生。

患者可以给疼痛进行从0到10分的评分，0分相当于不痛，而10分相当于能够想象的最严重的疼痛。如果还有其他的不适，或者怀疑止痛药物引起了恶心或其他症状的话，也要告知医生。冷敷可能有助于减轻切口周围的肿胀和不适。

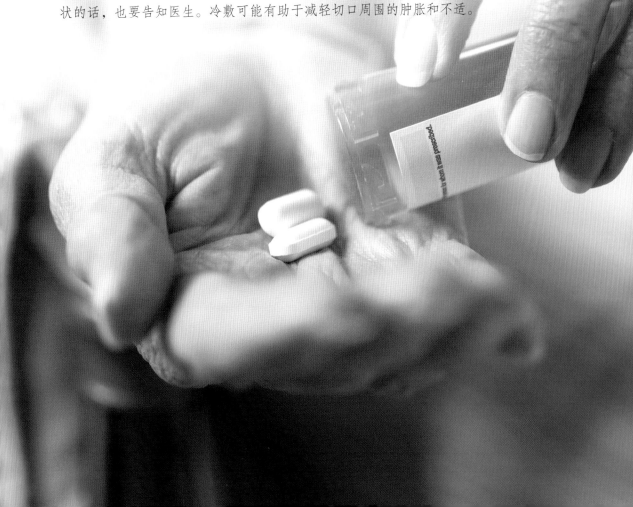

对腿部的骨骼进行修剪和复位，能够使体重更为均匀地分布在膝关节上，让正常的软骨来分担炎症部位的压力。截骨术还可以矫正骨关节炎引起的胫骨弯曲。医生一般会建议年轻而运动活跃且损伤基本局限在一侧的患者接受截骨术。

关节融合术。如果——因为年龄、活跃程度或体重等问题，或者是因为人工关节发生了感染而不能治愈——膝关节置换术不适用的话，可以将膝关节的各个部位永久地融合在一起。虽然融合会限制膝关节的运动，但融合后的腿可以在不痛的情况下负重。

关节置换术。膝关节置换术又叫作全膝关节成形术，有助于缓解严重病变的膝关节的疼痛，并恢复其功能。医院内每年都会实施70多万例膝关节置换术。医生可能会从多种类型和型号的植入物中选取最适合患者的，选择的时候还要考虑患者的年龄、关节的大小、活动水平以及整体健康情况。

大部分关节置换术假体都是在模仿膝关节的自然功能，如膝关节在弯曲时

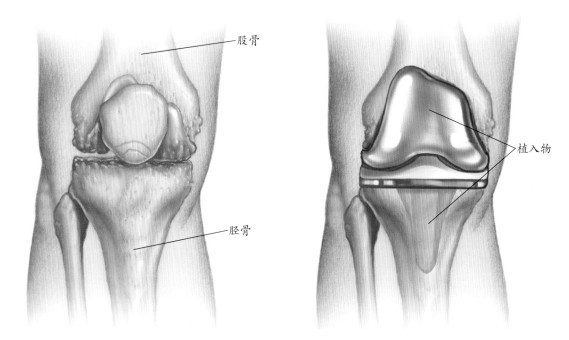

图6-5　在全膝关节置换术中，医生会在切除病变的骨和软骨之后，将一个U形部件装在股骨的末端。然后将一个T形部件装在胫骨上，T形部件的杆固定在胫骨内。T形部件上方的平台可以为股骨部件提供一个支撑结构。两部件之间会植入一个塑料的间隔部件，以模拟软骨的功能，在关节两端之间制造一个光滑的表面。有些人工关节还有其他的小部件——比如可以在髌骨上安装圆形的塑料部件，以替换受损的软骨

进行转动和滑动等。虽然大部分接受膝关节置换术的患者的年龄都处于50至80岁，但对于年轻一点的患者，医生有时也会进行膝关节置换。年轻患者的生活方式比较活跃，因而人工膝关节的磨损更严重，未来也就更有可能需要再次置换。

在置换手术中，医生会将受损的骨和软骨从股骨的下端、胫骨的上端和髌骨表面上切除，然后将膝关节置于弯曲的体位，以充分暴露关节的各个表面。

做完切口之后，肌肉、膝盖骨和结缔组织会被拉开，而受损的骨和软骨会被切除。然后将韧带进行复位，以确保安装假体之后，关节还能进行牢固的固定。有时还会将腿部的骨骼进行复位。

医生会磨平骨的粗糙边缘，精确地测量切口，以确保新的假体能够通过切口进行植入。然后会安装人工关节。大部分植入物都是通过骨水泥进行固定的。还有些非骨水泥型植入物，可通过新骨的生长来进行固定。在关闭切口之前，医生会弯曲、旋转新的膝关节，以测试并平衡其功能。

接受手术后，人工膝关节的功能可能不如原来的膝关节，所以患者可能一直有自己装有人工关节的感觉，例如，人工膝关节的运动范围可能不会达到正常关节的运动范围，走路时也会有咔咔声。但是，90%接受全膝关节置换术的患者，疼痛会有显著的缓解，运动能力和总体生活质量也有显著的改善。

在术后第一周内，一般可以按照分级步行项目进行运动——先在室内，再到室外——还可以向物理治疗师学习膝关节加强运动。医生还会建议逐渐进行日常的家庭活动，包括上下楼梯等。

术后3至6周一般就可以进行大部分的日常活动，包括购物和简单的家务，具体时间根据医生的评估结果而定。一般要在术后4至6周时，膝关节才能够弯曲到能坐进车内的程度，而且要等到肌肉控制能力达到一定水平，可以控制刹车和油门之后，才可以开车。

关节置换术后积极进行运动有助于人工关节功能的正常发挥。功能恢复之后，就可以进行多种冲击力较小的活动，如散步、适度的徒步旅行、游泳、自行车骑行和交谊舞等。还需要避免冲击力较大的活动，因为这有可能损坏膝关节。不要进行剧烈的行走、慢跑、身体接触运动、跳跃运动、冲击力较大的有氧运动、滑雪和网球等活动。不要多次提拎20千克以上的物体。

部分膝关节置换术。如果关节炎只影响了部分膝关节，医生会建议用植入物来

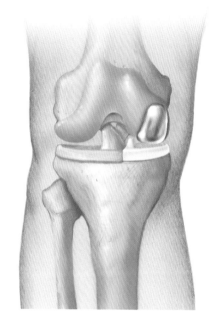

图6-6　如果关节炎仅影响了部分膝关节，而其他部分未受损的话，医生可能会建议进行部分膝关节置换术

替换受损的部位。这项手术比全膝关节置换术小一些，往往恢复较快。与全膝关节置换术相比，部分膝关节置换术后，患者会感觉膝关节更接近自然状态。

要确定是否适合进行部分膝关节置换术，医生必须先确保关节其他部分尚未受损。这一点可以通过X光片和MRI来检查，但在有些情况下，医生可能要到手术时才做出决策。

微创手术。近年来，有些医生提出了小切口手术的方法，这种手术可以减少对肌肉和肌腱的损伤，术后恢复更快，疤痕更少。

有些研究显示，如果通过小切口方法进行手术的话，总的肢体力线会变差，而肢体力线是影响植入物寿命的重要因素。不过还需要进行更多的研究，来确定微创手术对患者的长期影响，以及这种手术与传统手术相比，安全性和有效性如何。

踝关节和足关节

与髋关节和膝关节相似，踝关节和足关节都是承重关节，可以支撑身体的重量。多种手术都可以用来缓解疼痛以及恢复关节稳定性。足部骨的切除——如拇趾囊肿、骨刺或其他骨性结构的切除等——都会减轻行走或站立时的疼痛。

清创术或截骨术。软骨和骨性突出物的切除（清创术）以及骨的手术复位（截骨术）都可以暂时缓解疼痛，并且推迟进行更大的手术，推迟时间可达数年。手术最常通过关节镜来进行，但是也可以通过开放性手术来进行。

滑膜切除术。对于足前部类风湿关节炎的患者来说，在疾病早期，软骨发生严重侵蚀之前，将发炎的滑膜组织切除可以缓解疼痛。医生在术后可能会建议使用某些药物，以减轻炎症反应（更多信息请参阅第五章）。

关节融合术。如果症状比较严重，医生可能会建议将足部或踝部的骨进行融合，以提高关节的稳定性，并减轻疼痛，尤其是在有严重畸形的情况下。关节融合术仍是踝关节炎的标准治疗方法，但是仍会导致步态的改变，也有可能最终导致足部其他关节的关节炎性改变。如果患者比较年轻，而且想要进行剧烈运动的话，这种手术是一个较好的选择。

关节置换术。踝关节和足关节的置换术是相对较新的手术，还在研究当中，尚未得到广泛使用，其部分原因是手术成功的案例记录不足。关节置换术是一种复杂的手术，有植入物松动、感染和术后持续疼痛的风险。新型的植入物可以减少这些问题的发生，但做不到完全消除。如果人工关节发生故障的话，再用其他方法治疗难以成功。

术前须知

患者和医生要确定入院时间。最好提前安排好恢复期活动能力发生变化时在饮食、家务和其他方面所需的协助（参见后文的"提前制订康复计划"部分）。

术前，术者和其他医生会检查患者正在使用的药物，并解释术前、术中和术后用药的变化。检查用药计划时，医生会针对患者的具体情况考虑用药调整所带来的风险和获益。

很多医生都要求患者在术前一周停用非甾体抗炎药（NSAID），以减少出血的风险。必要时，一般会用对乙酰氨基酚（泰诺等）做替代的止痛药。

以往医生一般会要求类风湿关节炎的患者停用疾病缓解性抗风湿药（DMARD），如甲氨蝶呤等，因为这些药物会增加感染的风险。但是更新的研究显示，大部分患者可能不必停药，而且整个手术过程中都可以正常用药。

如果感染风险较高——如患有控制不好的糖尿病、严重肺病或肝病等——或者免疫系统较弱的话，医生可能会建议在术前或术后少用几次疾病缓解性抗风湿药。有些医生还会建议在术前很短的一段时间内停用来氟米特、柳氮磺吡啶和硫唑嘌呤等药物。

对于手术过程中生物制剂的使用，由于其安全性方面的数据不足，医生或术者

提前制订康复计划

您应预想到术后恢复需要一些时间，可能要几个月以后才能进行正常的活动。要想让自己的恢复过程更为轻松舒适的话，在入院前就应为术后回家的事宜制订计划：

·要预想到，术后要在医院住一段时间。一般情况下，全髋关节或膝关节置换术后应住院2晚。

·出院后最好直接回家。还可以去与您感情较好的亲人或朋友家里。出院时要让人陪同。

·在刚回家的7至14天，要让别人——家庭成员、朋友或邻居——来帮您。您也可以从家庭医疗机构请临时护理人员，或者在疗后护理机构内暂住。这段时间内，您不应该独处3小时以上。

·您的护理人员必须能够协助您在住所周围进行活动，如穿衣服、准备三餐、清洗衣物等。

·去做手术前要将您的住所打扫干净，这样的话在恢复期就不需打扫了。

·不要让脚垫、电线和杂物在家中挡路。

·如果可以的话，在卧室的床周围留出足够的空间，以便使用步行器和拐杖进出。如果您的卧室在一段台阶上或台阶下，将您的床暂时搬到您家的主层上。

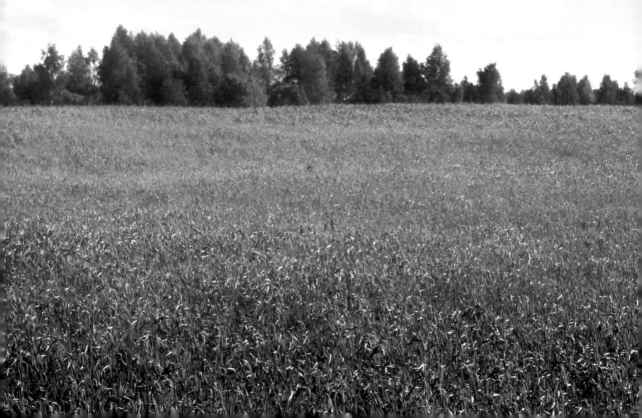

·确保您已了解用何种方式在床上躺下或坐起最好。

·可以考虑在浴室或浴缸内安装安全杆或安全扶手,如果您卫生间里的便器比较低的话,可以考虑安装站立扶手。在浴室中请使用稳定的凳子或椅子。

·确保楼梯旁的扶手安装牢固。

·请重新摆放您厨房内的用具,以便取用器皿、餐具和食物。将这些物品放在方便取用而且不需弯腰、拉伸身体或提拉才能拿到的地方。

·储存食物。提前准备一些食物,放入冰箱,以便您回家后食用。

·将一个地方确定为"恢复中心",并在这里度过大部分的时间。确保此处有一个牢固的扶手椅,上面的坐垫和靠背都要安装牢固——不要使用躺椅。将您常用的物品放在一起,置于方便取用的位置:电视遥控、电话、音乐播放器、笔记本电脑或平板电脑、书、纸巾、药物和水瓶等。

·如果可以的话,请让您的邮递员将邮件放到门口。

·如果您愿意的话,恢复过程中可以邀请心理咨询师来家中为您解决相关问题。

·请考虑在车座上铺干净的塑料袋,以便您在坐车时转动或调整身体的位置。

·如果您在术后恢复期间对家庭医疗机构或公共护理感兴趣的话,请提前选择并安排相关事宜。医生可以给您参考意见,并帮您安排。

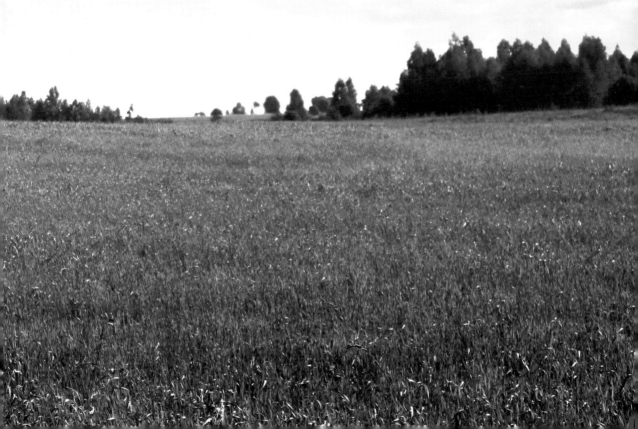

可能会要求停用这些药物至少一个疗程，以减少感染的风险。

生物制剂会抑制肿瘤坏死因子-α（TNF-α）等物质的活性。医生可能需要权衡两方面的风险，即停药后的过度免疫反应和疾病复发的风险。如果已经停药，可能要在1到2周后继续用药。

潜在的风险和并发症

医疗团队可能会在术中和术后对患者进行密切的监测，以减少感染、肺部血凝块、失血或心脏病的风险。其他罕见并发症包括神经和血管的损伤、关节脱位、骨质流失甚至死亡。

·**感染**。从长期来看，人工关节植入物很有可能感染。细菌可以在术后多年后通过血流感染植入物所在的部位。如果发现了警报征象，如体温高于37.8℃、寒战、脱水以及人工关节周围部位的发红、压痛、肿胀和疼痛加重等，应立即告知医生。

如果正在使用抗生素，而抗生素并没有治好感染的话，一般就需要再次进行手术以取出感染的人工关节，并安装新的人工关节。若要降低植入物感染的风险，医生可能会建议患者在每次进行拔牙、牙周手术等牙科操作，泌尿路的操作，以及肠道手术时使用抗生素。

保护好皮肤，尤其是下肢皮肤，因为切割伤、擦伤和溃疡可能会成为细菌进入血流的入口。

·**血凝块**。血凝块可以在腿部的静脉中形成（深静脉血栓）或肺部静脉内形成（肺栓塞），这是一种严重的术后并发症，因此患者常用抗凝血药来降低这些问题的发生风险，尤其是髋关节和膝关节置换术后的患者。

住院过程中，医生会鼓励患者进行脚和踝关节的运动，如此可以增加腿部肌肉的血流，防止肿胀和血凝块的形成。患者可能需要使用抗凝血药，或穿弹性长袜，或穿压力靴等，来进一步防止肿胀和凝血的发生。

·**失血**。关节手术可能会需要输血。大部分接受输血的患者不会出现不良反应。用自己的血液进行输血的方法（自体输血）在过去经常使用，但是目前使用很少。一项关于使用自身血液和使用捐献者血液的分析显示，在输血相关的副作用和副反应等方面，二者没有区别。

此外，有些方法可以降低输血的需求，因而目前比较常用。如术中药物的使用，以及术中可回输血液的血液收集装置的使用等。选用何种方法一般取决于术前的血液检查结果以及预计的失血量。

·**人工关节的松动。**植入物可能会松动、脱位或磨损，但随着设计水平的提高和手术技术的改善，植入物的寿命得以延长。人工髋关节在运动时或受伤时发生脱位的情况比较少见。

住院

术后的住院时长取决于很多因素，包括关节手术的类型，患者的年龄和整体健康情况，以及术后是否发生过并发症。

手术后，外科医疗团队会监测患者的生命体征、觉醒程度以及疼痛或舒适水平，以便调整用药方案。

医生会开处抗生素来预防感染，也会开处抗凝血药来减少凝血的发生风险。

仅利用小切口和局部麻醉药进行的手术，如关节镜清创术或滑膜切除术等，往往不需要住院。

大部分关节手术后，医生会立即开始物理治疗。患者在最初的一段时间内，上下病床需要别人协助。物理治疗师会帮助患者练习穿衣服、坐到椅子上、下床、上厕所以及爬楼梯等技巧。值得注意的是，大部分患者都会在全关节置换术后2至3天出院。

康复

锻炼和休息就像一枚硬币的两面，但是在关节手术后的恢复过程中，这两面都非常重要。按照医生或物理治疗师提供的指南来进行活动是完全必要的，如果不锻炼，关节可能会变僵硬，并引发疼痛。

但适当的休息也非常重要。如果其他关节患有类风湿关节炎的话，由于在康复期锻炼时会保护接受手术的关节，其他关节的负担就会加重，从而导致类风湿关节炎的发作。

在植入新关节或对原有关节进行手术后，物理治疗师会协助患者学习运动和保护关节的方法。运动可以改善关节的活动，加强关节周围的肌肉功能，减轻疼痛并改善运动功能。患者可能需要学习如何使用辅助装置，如步行器、手杖、拐杖等，以防康复时发生摔倒或其他损伤。

职业治疗师会帮患者实现日常生活的独立（如穿衣服、做饭、洗澡等），并教他使用辅助装置，如穿衣辅助器具、扶手杆、较高的便器座椅以及洗澡凳等。康复的目标是让患者尽可能实现日常护理和生活方面的独立。

医生会综合考虑患者的年龄、身体状况和居住条件，建议住在具备资质的护理机构或康复中心，让患者在回家前能够集中接受康复治疗。

在家中进行康复

如果患者在家继续按照医务人员的建议来锻炼，可能会恢复得更快。医生和物理治疗师会决定何时可以进行最喜欢的活动。他们还会找出有可能损伤新关节的姿势和活动，让患者避免这些姿势和活动。

如果是在承重关节（腰以下的所有关节都是承重关节）接受手术的话，可能需要在回家后的一段时间内使用步行器、手杖或拐杖。如果移动困难的话，医生可能会建议接受物理治疗师或职业治疗师的家访。

出院后，仍会有关节感染的风险。如果出现了发烧、切口破裂，或疼痛、压痛、肿胀、发红、手术部位发红或发热等症状的加剧，一定要联系医生。还要警惕循环问题的征象，如肢体肿胀、疼痛或压痛的加剧等。

回家的最初几周中，锻炼活动会包括分级步行项目，即从缓慢行走开始，然后随着身体状况的改善和与人工关节的磨合，步速可以逐渐加快。患者会继续进行从物理治疗师处学习的加强锻炼方法。医务人员还会建议缓慢进行日常的家务活动，包括上下楼梯等。

关节置换术后3至8周——具体时间由手术类型和医生的评估结果来决定——一般就可以恢复大部分日常活动，包括购物和简单的家务等。髋关节或膝关节置换术后，一般在4至8周时，膝关节能够弯曲，而且能够坐进车内并控制肌肉操作刹车和油门之后，才可以开车。

人生的新阶段

在某些涉及肌腱、韧带和软骨的关节手术后，患者仅需几周即可完全恢复。有些类型的关节融合术、截骨术和关节置换术可能需要数月到一整年的恢复期，以确保骨的完全愈合，而且需要保证肌力、稳定性和活动能力都恢复到最高水平。

手术后仅仅几天内，很多患者的疼痛和肿胀就会减轻，活动也更容易。年龄、总体健康情况以及康复活动的参与情况都会影响康复速度。医生的随访也非常重要。

虽然关节置换术后的康复需要时间，但是手术后患者都会进入人生的新阶段。手术多年后，大部分使用人工髋关节和膝关节的患者都可以舒适地进行运动。当然，即使关节置换术很成功，术后也积极配合康复和护理，患者还是需要终生避免剧烈的、冲击力大的运动。手术虽然会带来问题，但未来将会是积极而充实的。

第七章

辅助和替代疗法

传统医学可以很好地处理关节炎。但标准的关节炎治疗无法"治愈"关节炎，甚至不能完全控制症状。患者的病情还是会时好时坏。

此外，有些传统的关节炎治疗会带来很多风险和潜在的严重副作用，尤其是在长期用药之后。很多关节炎患者综合考虑很多因素之后，可能会采用辅助和替代疗法。

在最新的政府出资的调查中，将近40%的成年受访者都表示自己接受了某种形式的辅助或替代疗法，包括草药制剂、冥想、瑜伽和按摩等。如果传统疗法不能治愈疾病的话，患者寻求非传统疗法也是意料之中的事情，对于感冒、气管炎和焦虑症等问题也是如此。

疼痛会驱使人们寻找新的治疗方法以缓解症状。背痛、颈部疼痛、关节疼痛和关节炎等肌肉骨骼系统的问题是人们寻找辅助和替代疗法的最常见的原因之一。一项风湿性疾病患者的调查显示，约有2/3的患者尝试过某种形式的非传统治疗。

本章会帮助读者了解辅助疗法，以便优化目前的治疗计划。本章中，将会介绍多种辅助疗法的背景信息，如何正确选择治疗方法，以及关节炎具体疗法的详细信息。利用这些信息，患者就可以和其关节炎治疗团队一起讨论其他的治疗方法。

辅助疗法的选择

辅助疗法和传统治疗的关键区别之一就是，传统治疗方法，尤其是美国的传统治疗方法，是根据在数千名患者中进行的严格的临床试验而提出的。

药物和疗法经过食品药品监督管理局批准，就说明管理者能够确定这些药物对

名称中有什么信息？

用来描述主流医学以外的医疗方法的术语在数十年内发生了很多变化。很多不同的术语听起来都像是相同的事物，这会让人们非常困惑。

在20世纪90年代早期，很多治疗方法都被称为非传统疗法或替代疗法，后来被称为辅助和替代疗法（CAM），这个涵盖性术语现在已经不用了，但是包含了多种不属于典型传统治疗的治疗体系、医疗行为和医疗产品。

辅助疗法和替代疗法的区分很重要：

·辅助疗法是与传统疗法配合使用的治疗方法，如在使用标准止痛药来缓解疼痛的同时进行打太极拳的活动等。

·替代疗法用于代替传统治疗，如采用顺势疗法或自然疗法而不去正规的医院。

对于一般大众来说，这一区别并不明确。很多人把"替代疗法"当作万能术语，来描述所有的不属于典型主流医学的医疗行为。

大家还有可能听说整合医学这个词。整合医学指的是很多医疗机构中正在开展的一项运动——将辅助疗法和传统治疗整合到一起，对患者进行整体治疗，而不仅仅是治疗疾病。这种治疗方法是将目前的高科技检测和最先进的非传统治疗行为相结合来实施的。

整合疗法有助于减轻负荷、疼痛和焦虑，保持关节的强度和灵活度，并且提高幸福感。妙佑医疗国际就有辅助和整合医学项目，这个项目已经发展了十多年，对患者的健康和疾病的治愈有很大帮助。

大部分符合使用标准的患者和经医生开处方使用的患者都安全且有效。

多种辅助疗法——如按摩、草药制剂和冥想等——已经有一千多年的使用历史。但是这些治疗方法并不是从实验室中产生的，也没有经过研究得到证实，而是通过试错发现的，由于很多患者认为这种方法有用，所以这些治疗方法才一直沿用到今天。

科学家的研究正在努力赶上辅助疗法的发展，也就是对多种治疗方法进行大规模研究，以确定它们是通过何种机制发挥作用的，并确保它们安全有效。因为相关证据仍然在收集当中，所以考虑任何非传统治疗方法时，常识是很重要的。

讨论患者的治疗选择

很多使用辅助疗法的患者不会和医生讨论辅助疗法方法。他们认为，医生要么不理会辅助疗法，要么就会反对。但是，如果不能完整地告知医生自己正在采用的治疗方法，无论是传统治疗还是非传统治疗，都是非常危险的。

例如，一种辅助疗法据称是"天然的"，这并不能保证它就是安全的。有些被吹捧为天然的营养补剂和草药会干扰患者正在使用的传统治疗。

考虑辅助疗法或替代疗法时，先和医生讨论治疗方法。很多医生都了解辅助疗法的价值，而且能够将其融入治疗计划当中。医生可能对某种治疗方法了解尚不完善，因而无法给患者完全的支持，但是他们能够找出与其风险和获益有关的研究，或者为患者提供资源，以评估治疗选择。

无论医生对于辅助和替代疗法持何种观点，患者都应该告知他们自己在接受什么治疗。这可以让患者接受最好的医疗服务，并避免危险的药物相互作用。

评估风险和获益

有些辅助疗法的风险很小而获益很可观。例如，冥想或放松地呼吸一般不会有任何风险。这些活动学起来很简单，在任何时候都可以使用，能够帮患者进行放松和减轻压力。

另外，在来路不明的网站上购买草药补剂来治疗关节炎则会有很多风险。补剂是多种自然化合物混合而成的。虽然美国有很多声誉良好的补剂生产商，但总的来说，膳食补剂的管理和监督不如处方药物严格。产品中的活性成分及其剂量也各不相同。

虽然从2010年开始，美国已经实施了更严格的管理方法，但是从草药产品的销售历史上看，以往销售的这种药物的质量较差且不可靠，因此很多医生和消费者对其仍持怀疑态度。任何潜在的获益都有可能被其风险抵消。因此，人们需要对这些

好的研究是什么？

当您对关节炎的科学研究进行评估时，您可能会想知道不同种类的临床试验是如何提供证据的。

随机对照试验。随机对照试验是评估新药物或其他疗法的大部分医学研究的基础。在这类研究中，参与者一般会被分为两组。一组接受正在研究当中的治疗方法。而另一组是对照组，对照组会接受标准治疗、不接受治疗或使用无活性的物质，即安慰剂。参与者会被随机分到这两组中，以确保两组的整体特点都是相似的。

双盲随机对照试验。在这种试验中，无论是研究者还是参与者，都不知道谁在接受治疗，谁在使用安慰剂。用这种方法所得到的结果是很客观的。但是，由于不同的患者之间会有较大的变化，在确认某一研究结果是否可信之前，医生一般会先查看后期试验的结果。

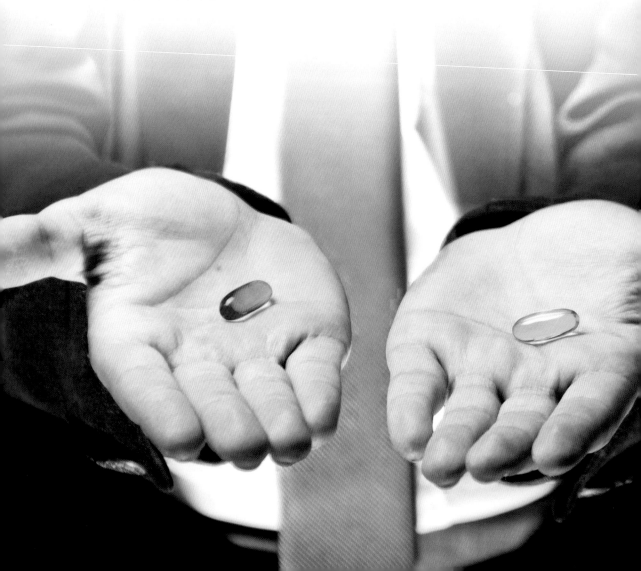

药物进行批判性思考，最好选用声誉较好的药物和供应商。

对辅助疗法人员的评估

选择辅助疗法治疗师和选择家庭医生一样。请检查治疗师的从业资格和经验，并且要向可信的医疗人员或经历过这种治疗的朋友或家人征求参考意见。很多大学及教学医院现在都有整合医疗项目，能够基于患者的整体情况进行考虑，提供循证医学方法。

如果您正在评估一位拥有执业许可证的治疗师的话，请找当地的医学委员会确认治疗师的证件信息以及其是否受到过投诉等信息。

您也可以与结构较完善的专业组织联系，如医学针灸学会等，以查看您想要接受的治疗的相关领域中，相关治疗师的姓名。但是要记住，对于很多非传统治疗方法，其许可和证书都没有统一的标准。

考虑治疗的花销

您的健康保险可能并不覆盖您正在考虑的辅助疗法，请和保险公司确认这一点。如果您需要自费接受治疗的话，要弄清楚这种治疗的花销有多少。如果可以的话，在开始治疗之前最好能找到与收费有关的文件。

思维要客观、开放

客观地看待辅助和替代疗法。对于各种可能性都要保持开放，但对任何治疗方法都要进行完整的评估。

各种形式的辅助疗法

可以选用很多不同形式的辅助疗法，来减轻关节炎症状，并帮助治疗疾病。不同的治疗方法的作用机制也不同，这些治疗可能可以改善身体和情绪状况及生活质量。

这部分介绍了各种常见的辅助治疗方法，对于每一种治疗方法，都会讲述具体的治疗选择。接下来将从最常用的、获得传统治疗师的支持最多的治疗方法讲起。

身心医学

长久以来，人们就相信心理状态会影响身体健康。最新研究利用尖端科技，如功能性磁共振成像和脑PET扫描等方法，确认了这一观点。

身心治疗方法通过鼓励患者进行放松，以治疗关节炎。这种方法有助于缓解紧张的心情，可能也有助于减轻疼痛，并改善身体功能。医生通常会赞同身心治疗。

可以自行学习身心治疗的方法。很多方法的花费都很小，甚至不需花费。但是如果要从身心治疗中充分获益的话，就需要定期练习。

瑜伽和太极拳

瑜伽和太极拳是高效、低强度的活动，能够帮助维持身体的健康和头脑的清醒。如果经常练习的话，力量和身体灵活性都会逐渐得到改善。同时，在练习的过程中，心理、身体和精神状态都能得到改善，有利于保持健康和放松身心。

瑜伽是集吐纳呼吸、形体姿态、冥想和其他技巧于一体的活动，于5000多年前起源于印度。人们现在会进行多种不同风格的瑜伽练习。

哈他瑜伽是美国人最经常练习的一类瑜伽活动。哈他瑜伽会让您的身体按照特定顺序在不同的姿势上维持不同的时长。

太极拳是一套自我防卫的技巧，于至少2000年前起源于中国。太极拳将有节奏的运动、呼吸技巧和高度集中的注意力三者结合。用一种缓慢而优雅的方式、按照自己的节奏摆出一系列身体姿态。每种姿态都会自然地转换到下一种，从而完成一项连续的运动。

瑜伽和太极拳都可以改善生活质量，并通过增强力量、改善身体灵活性和平衡性、辅助控制体重等方式，缓解骨关节炎患者的疼痛。研究显示，对于类风湿关节炎的患者来说，太极拳可以扩大关节的运动范围。瑜伽和太极拳都能促进患者的放松，且有助于减轻应激反应，而应激反应和长期疼痛往往是密切联系的。

有些姿势可能会增加腰背部和下肢关节的负荷，所以在运动时要小心，还要注意的是，不要强行摆出让自己不舒适的姿势。理想的治疗方案是，跟一位了解自己健康状况的老师学习瑜伽或太极拳，并让老师协助做出必要的调整。

冥想

冥想技巧已经有几千年的历史，每一种神学信仰中都有冥想活动。冥想会让人进入一种深度放松的状态，有助于减轻身体的应激反应。

进行冥想的方法多种多样。一般情况下，进行冥想的时候，自己会将注意力集中在当前，而不是对过去的担忧和对未来的焦虑。练习者可能会集中注意力进行呼吸或念诵——一个不断重复的简单的音节或短语。

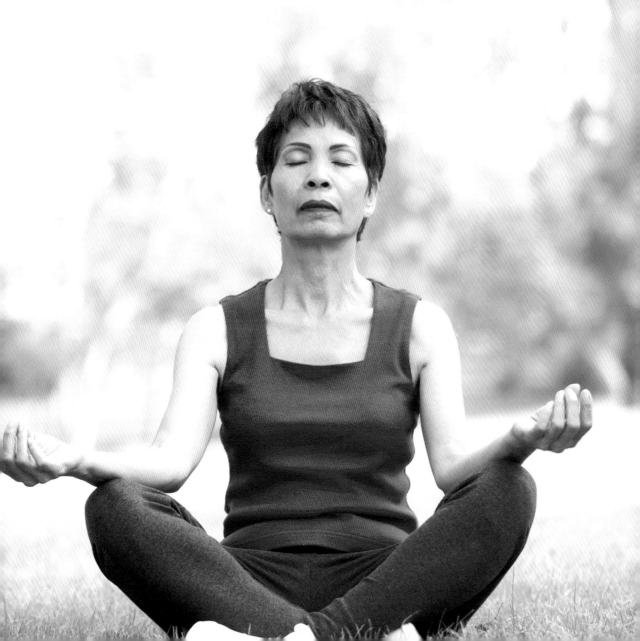

开始练习放松技巧

有些简单的放松技巧只需一点点练习就可以学会。只要感受到应激反应、疼痛或肌肉张力增加，可以随时使用这套方法。

放松呼吸。应激和疼痛可能会使呼吸变快变浅，这种呼吸能够支持身体其他部分的应激反应，如心率加快和出汗增多。如果能够控制您的呼吸的话，急性应激反应的螺旋效应就会自行减弱。

处于应激状态时，可以按照如下方式进行控制：

·吸气。闭上嘴巴，放松肩膀，深吸气，将腹部鼓起，同时数到6，让空气充满膈肌上方的区域。

·呼气。将空气通过嘴巴呼出，同时慢慢数到6。

·重复。再次进行吸气—呼气动作，共计完成3至5次。

逐步放松肌肉。逐步放松肌肉的目标是减轻肌肉张力。首先，找到一个安静而不会被打扰的地方。如果您愿意的话，可以将过紧的衣物放松，摘下眼镜，不要接触不想接触的物体。然后找到一个舒适的姿势——坐下或躺下。

肌肉的放松从脚开始，逐步向上到头颈部，对于每个肌肉群，都先让它收缩并持续至少5秒，然后放松30秒。进行下一个肌肉群的活动之前，可将这个动作重复一次。需要注意放松的部位有：足部、腿部、腹部、背部、胸部、手部、手臂、肩部、颈部和面部。每个放松活动都要至少进行10分钟。

当您学习放松的时候，您会更深刻地了解肌肉张力等由应激反应导致的身体感觉的变化。知道了应激反应是什么感觉之后，再次出现应激反应时，您就能够有意识地切换到放松模式。还要记住，放松是一种技能，和其他的技能一样，熟能生巧。

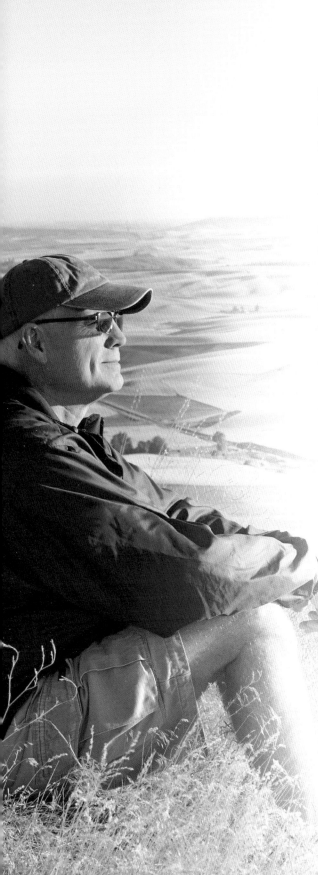

冥想可以使情绪波动和占据大脑的想法暂停运转，从而达到深度的平静状态和放松状态。冥想还有助于控制自己对挑战和压力的反应。

目前，很多患者都会因为精神方面的原因而进行冥想，而冥想对身体健康也有好处。经常进行冥想练习可以减慢脑波，改善心情，并且降低肌张力、血压和心率。因疼痛而出现应激反应的时候，身体会产生多种化学物质，冥想可以减弱身体对这些化学物质做出的反应。

集中精力的方法多种多样。一般来说，冥想是一种能够独立进行的活动。有些人会从简单的技巧开始学习，包括静坐和集中注意调整呼吸等。冥想还可以与其他治疗方法一起使用，如瑜伽和太极拳等。甚至可以在走路或慢跑时进行冥想。

精神治疗

精神治疗的定义多种多样，而且精神层面的活动有助于为生命赋予意义。精神性不一定与一种具体的信仰体系或宗教崇拜有关，而是从您与自己以及与其他人的关系之间产生的，在个人价值体系的发展过程中和寻找人生意义的过程中出现的。

对于很多人来说，精神治疗与宗教活动、祈祷、冥想和信仰一种更为崇高的力量有关，对于其他人来说，自然界、音乐和艺术都可作为精神治疗的方法。

人们利用精神治疗和祈祷以期治疗疾病和减轻痛苦，这种活动已经持续了一千多年。

很多传统信仰的活动都包括为身边患病的人们念诵或书写祈祷词的活动。

一些科学研究正在检验祈祷与健康之间的关系，这方面的研究刚刚起步，根据现有证据也无法得出结论。但是如果患者从祈祷与其他精神活动中找到了舒适感和人生的意义，或受到了鼓舞的话，他就有可能更好地应对关节炎所带来的影响。精神治疗可以让患者在精神、心理和身体三方面充满活力，还能够在艰难的日子里给自己带来安慰和希望。

生物反馈治疗

生物反馈治疗可以让患者学会控制身体的一些不自主反应，有助于应对关节炎所带来的疼痛。

进行生物反馈治疗时，接受过培训的治疗师会将电极和电子传感器连接到患者的身体上。传感器会监测身体的应激反应，包括心率和呼吸模式、体温以及肌肉活动等。然后，传感器会将这些信息通过声音和图像反馈给患者。

接受了这些反馈之后，患者就能够学习如何控制身体反应，并进入放松状态，而在放松时能够更好地应对关节炎所带来的疼痛。在医院或诊所内学会控制身体反应之后，患者就可以在家里，在没有治疗师或其他技术的辅助时，学习如何控制这些反应。

患者可以在物理治疗的诊所、医学中心和医院中接受生物反馈治疗。如果想要找到一位合格的生物反馈治疗师的话，可以联系生物反馈治疗国际认证联盟，或者询问医生或其他了解辅助和替代疗法的医务人员，以获得参考信息。

现在还可以在市场上购买自我指导的、计算机辅助的生物反馈程序，使用这些程序有助于学习基本的呼吸与冥想练习技巧，以更好地应对应激反应。

引导想象

想象是一种调用感官的思维过程——可以用这种方式来在脑海中进行观察。引导想象又叫作想象治疗，在多种文化中都作为一种治疗工具，用于对各个年龄段的患者进行治疗。

进行引导想象时，可闭上眼睛，不再观察外部的世界，而是在脑海中创造一幅让自己宽心的画面，从而促进疾病的治愈。

在脑海中，可以看到自己在一个温暖的夏日，躺在沙滩上，聆听海浪卷过海岸的声音。

当想象这个沙滩的时候，大脑会被激活，此时脑中的反应和真正踩在沙滩上时的反应是基本相同的。在脑中接收的信息可以传达到身体的其他系统，并调节相关的功能，包括心率和血压等。这种放松的状态有助于缓解疼痛、疲劳和其他症状，并减少用药的需求。

催眠

影视作品往往会用一种幽默的方式展现催眠，而对于有些患者来说，催眠是有效的。催眠可以诱发一种深度的放松状态，从而提高注意力，并让人更容易接受暗示。

例如，人们会更好地接受放松的暗示，而对外界的刺激反应更小。可以用催眠的方法来应对疼痛——或至少将注意力转移到疼痛以外的事情。有些研究显示，催眠在疼痛治疗方面非常有用，不过这些研究并没有具体到催眠在关节炎治疗中的应用。

科学家并不完全理解催眠治疗的原理。催眠似乎可以改变脑波的模式，这一点和其他的放松技巧相似，催眠可以影响体内的神经冲动、激素和化学物质的活动，而这三个因素决定了脑与身体之间的交流。

研究显示，有些成年人比其他人更容易接受催眠。催眠的风险和副作用较小，如果有人正在经历长期疼痛的话，催眠不失为一种值得尝试的方法。

芳香治疗

这种古老的疗法是使用来自花、草和树的精油（提取物或香精）来改善健康状况并实现美容的效果。相关从业人员相信，精油通过按摩或呼吸进入人体后，有助于缓解多种症状，如关节炎的疼痛和炎症等。芳香疗法在欧洲比在美国的使用更为广泛，在销售天然健康产品的商店里就可以找到芳香疗法的产品。

虽然很多现代药物都是植物提取物，但是，若要确定某些疗效是否与芳香治疗中使用的植物精油有关，还需要进行更多的研究。目前，芳香治疗在关节炎中的应用方面，已有的相关科研证据非常有限。

草药和其他膳食补剂

草药和膳食补剂是辅助与替代疗法领域内容最广泛的一类治疗方法。这一类治疗包括多种天然成分的应用，如草药、维生素、矿物质、氨基酸、动物提取物和酶等。

草药和膳食补剂是美国最常见的辅助疗法的形式。将近20%的成年人都表示自己使用过某些天然产品。

草药治疗已经有数千年的历史了。目前的很多传统药物——包括用于治疗充血性心力衰竭的地高辛，以及用于治疗疟疾的奎宁，曾经都被归为民间医学。而且科学家仍在用植物和草药研发新的药物。

目前，很多草药制剂都以替代性止痛抗炎药的身份进入了市场，并用于类风湿关节炎和骨关节炎的治疗。一些研究者正在努力证明这些药物能够减轻关节炎的疼痛与其他症状。

但是，用传统的科研方法研究膳食补剂比较困难。很多产品都是多种天然成分的复杂混合物，而传统医学的研究方法是研究某一种化合物在一种疾病中所发挥的作用，所以这些产品一般不能用传统医学的方法进行检测。对于同种草药，不同品牌的产品中活性成分的含量不同。

此外，相关研究的结果尚不足以形

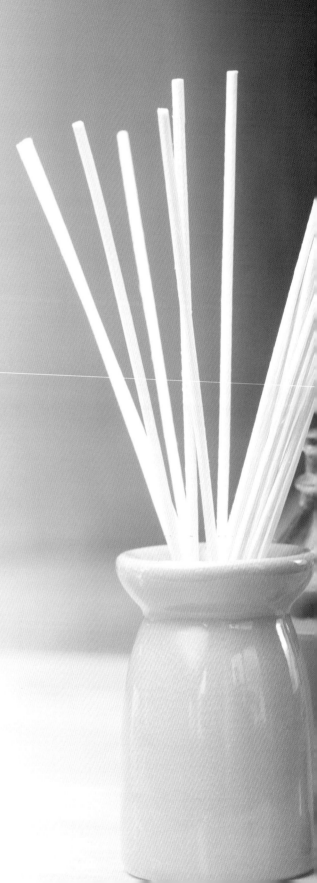

成与剂量和不良反应有关的指南，以指导这些疗法的应用从而获得最佳的结局。所以，在使用草药或膳食补剂之前，要先和医生讨论。

葡萄糖胺和软骨素

葡萄糖胺和软骨素是在软骨中发现的天然化合物——软骨是关节内起到缓冲作用的坚韧而柔软的组织。葡萄糖胺补剂是用贝壳的外骨骼生产的。软骨素补剂是用鲨鱼的软骨等物质生产的。这两种化合物往往会同时使用。这些补剂在骨关节炎治疗方面的市场需求很大，每年的销售额将近10亿美元。

现在已经有了很多评估葡萄糖胺在骨关节炎中的作用的临床试验——葡萄糖胺最常用于膝关节的骨关节炎。不幸的是，不同研究的结果并不一致。

2008年，美国国立卫生研究院发布了一项为期2年的葡萄糖胺/软骨素关节炎干预试验（GAIT）的结果，试验中，有1500多名膝关节骨关节炎的患者使用了葡萄糖胺和软骨素。研究结果显示，硫酸葡萄糖胺与软骨素联合使用对一小部分中重度膝关节疼痛的患者有效。但是，关于总体的疼痛缓解情况，这项研究尚无法给出定论。

但是，更早的研究以及更新的研究都已经得出结论：葡萄糖胺能够减轻骨关节炎患者的关节疼痛和压痛，其效果与传统药物相同。在类风湿关节炎的治疗方面，葡萄糖胺和软骨素所发挥的作用尚无完善的研究。

总而言之，葡萄糖胺和软骨素与非甾体抗炎药（NSAID）相比，副作用较少。葡萄糖胺可能会引起轻微的胃肠道症状，如烧心、恶心、腹泻、便秘等。如果对贝类过敏的话，使用葡萄糖胺之前应询问医生。

如果患有骨关节炎，而且想要尝试使用葡萄糖胺的话，可以先进行3至6个月的试验治疗。注意追踪疼痛水平及药物副作用，以确定这种治疗是否适合自己。葡萄糖胺需要8周才能完全发挥作用。有些医生会建议同时开始使用葡萄糖胺和非甾体抗炎药，当葡萄糖胺开始发挥作用后，即可停用非甾体抗炎药。

γ-亚油酸

γ-亚油酸（GLA）是一种ω-6脂肪酸，对于维持健康是必不可少的，但是人类体内无法产生γ-亚油酸。身体在消化的过程中会将某些食物分解，从而获得γ-亚油酸。γ-亚油酸补剂一般是从紫草科植物、黑醋栗和夜来香的种子中提取的。

进入体内后，γ-亚油酸会被转化为有抗炎作用的化合物。有证据证明，γ-亚油酸可以稍稍减轻疼痛、关节压痛和晨僵等类风湿关节炎的症状。

我们现在能够买到紫草科植物、黑醋栗和夜来香种子的精油或胶囊剂型。这些精油可能会导致轻微的胃肠道副作用。

S-腺苷酰-L-甲硫氨酸（SAMe）

SAMe是一种备受关注的骨关节炎的膳食补剂。在自然情况下，人类的组织和器官中就有这种化合物，而这种补剂就是人工合成的SAMe。人们认为，这种膳食补剂可以修复软骨并促进其生长，同时增加软骨的厚度。在欧洲，SAMe可作为关节炎或抑郁症的处方药物售卖。

很多临床试验都研究了SAMe的作用。它似乎能够与非甾体抗炎药一样有效地缓解骨关节炎的疼痛，副作用却更少。还能改善关节的灵活性，如膝关节、髋关节、颈部关节、腰背部及指关节等。但可能要等到使用两个月后症状才能得到显著缓解。

SAMe的副作用包括呕吐、腹泻、胀气、头痛和恶心等。SAMe还有可能与三环类抗抑郁药、选择性5-羟色胺再摄取抑制剂（SSRI）等抗抑郁药发生负面的相互作用。SAMe和这些药物共同使用可能会导致5-羟色胺综合征，主要症状有烦躁不安、震颤、焦虑、颤抖等。曲马多（Ultram）和SAMe共同使用也会增加5-羟色胺综合征的发生风险。

这种产品还有价格高等缺点。双向情感障碍的患者使用SAMe还会导致躁狂症。

鱼油

鲑鱼、鲭鱼、鲱鱼、沙丁鱼、鳟鱼等冷水鱼富含多不饱和脂肪酸，又叫作ω-3脂肪酸。这些脂肪酸在人体中有重要的作用，可以维持身体多种功能的正常运行，而且有助于减轻炎症反应。一周至少吃两顿鱼有利于保持健康。

从富含脂肪酸的鱼类中提取的鱼油补剂对于关节炎患者非常有用。鱼油中富含两种脂肪酸——二十碳五烯酸（EPA）和二十二碳六烯酸（DHA）——这两种脂肪酸在抗炎反应中发挥作用。

有研究显示，鱼油有助于减轻关节疼痛、压痛、晨僵等类风湿关节炎患者的症状。此外，鱼油补剂还可以保护动脉，防止动脉粥样硬化，还能预防心脏病、脑卒中等——类风湿关节炎的患者患这些疾病的风险会增加。

有些类风湿关节炎的患者如果使用鱼油补剂的话，非甾体抗炎药的用量就可以减少。尚无研究显示鱼油能够缓解骨关节炎的症状。

鱼油补剂目前以液体、胶囊或片剂的形式售卖。有研究指出，若要缓解类风湿关节炎的症状，每天至少要吃2.7克的鱼油。这个剂量对大部分患者是安全的，除了服用后口中会有鱼腥味以外，不会导致任何不良反应。

注意，如果使用剂量超过推荐剂量的话，出血的风险就会增加，免疫系统的反应能力也会降低。

维生素

维生素C、维生素E和β胡萝卜素都是常见的有抗氧化物成分的营养素。研究显示，由于这些物质能够防止损伤，从而预防关节疼痛和疾病的进一步进展，所以可作为关节炎的一种治疗方法。在饮食中增加这些营养素的含量可能是较好的选择——如食用更多深色的水果和蔬菜等。

那么还要吃补剂吗？这个问题还需要进行更多研究才能回答。很多研究者指出，维生素C可能会降低骨关节炎进展的风险。也有一些研究评估了维生素E补剂在骨关节炎疼痛中的应用，不同研究的结果也不一致。

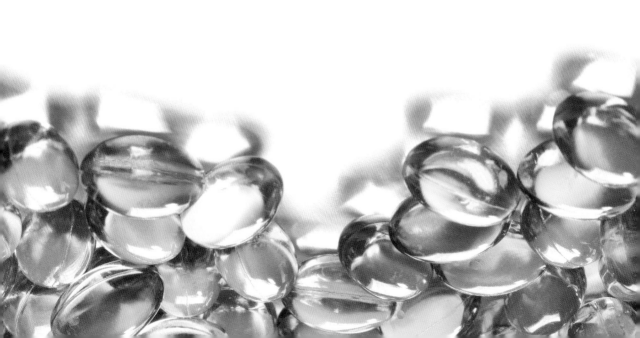

使用维生素D可能也是有帮助的。虽然这种维生素最广为人知的功能是保护骨骼，但是有些研究指出，维生素D可能有助于预防类风湿关节炎和骨关节炎，也可以延缓骨关节炎的进展。

维生素B3由烟酸和烟酰胺组成。初步研究显示，烟酰胺——肉类、鱼类、奶类、蛋类、绿色蔬菜和谷物中含量较多——可能有助于治疗骨关节炎。但是，还需要进行更多的研究，才能确定患者能否使用维生素B3补剂。

姜提取物

姜是一种来自亚洲的香料。在店里买到的姜是这种植物的地下茎。还可以买到姜粉、药片、提取物、酊剂和精油。

有些规模较小的研究发现，姜能够轻微地减轻与关节炎有关的疼痛。研究者推测，姜中所含有的化合物有抗炎的效果。这方面还需要进行更多研究。

使用剂量较小时，姜的不良反应很少。剂量较大时会增加出血和瘀伤的风险。如果在使用非甾体抗炎药或皮质类固醇的话，吃姜还会增加胃肠道出血的风险，姜还会影响抗血小板药物的效果。

猫爪草

猫爪草（Uncaria tomentosa）是一种产于美洲中南部赤道地区热带雨林的木质藤本植物，因其藤蔓表面长有钩刺而得名。这种草药制剂正在以药片或胶囊，或者以茶的形式售卖。

猫爪草能够抑制两种促炎物质——一种前列腺素和一种名叫肿瘤坏死因子-α（TNF-α）的物质。对于骨关节炎患者来说，这种补剂能够缓解膝关节的疼痛。而对于类风湿关节炎患者来说，猫爪草在减轻关节疼痛和肿胀方面有一定的作用。

还需进行进一步研究来确定猫爪草的获益与风险。猫爪草的副作用包括：头痛、头晕和呕吐等。这种补剂还能够降低血压，所以如果在使用其他的降压药（抗高血压药物）的话，在使用猫爪草之前要咨询医生。

魔鬼爪

魔鬼爪（Harpagophytum procumbens）目前作为骨关节炎的药物，得到了广泛的销售。魔鬼爪在欧洲的应用很广泛，而且有关的科学证据也越来越多，很多证据都表明它能减轻关节炎的疼痛。

这种植物有抗炎、镇痛和抗氧化的作用。研究显示，魔鬼爪能够减轻骨关节炎的疼痛，尤其是髋关节和膝关节的疼痛。在一项研究中，使用魔鬼爪的患者服用的止痛药更少。不幸的是，对类风湿关节炎的患者，尚未发现魔鬼爪的使用能够有任何获益。

魔鬼爪的副作用似乎很少，但有可能导致轻度的腹泻、腹胀以及增加出血和瘀伤的风险。对于同时使用非甾体抗炎药和皮质类固醇的患者来说，胃肠道出血的风险会增加。

其他补剂

目前，很多其他的补剂都在市场上有销售，这些补剂对于关节炎的疼痛和其他的症状都有治疗作用。但还需要更多的研究，来进一步确定这些产品可能有的获益与风险。

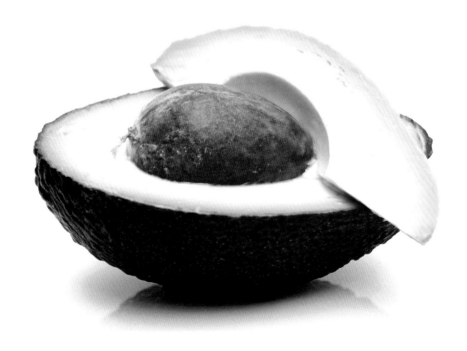

·硒。很多研究显示，硒作为一种有抗氧化功能的微量元素，可以减轻关节的疼痛和炎症。但其他的研究无法证明这一点。还需要更多的研究才能对此得出结论。

·鳄梨–大豆非皂化物。有证据显示，鳄梨–大豆非皂化物（ASU）能够有效地治疗骨关节炎。除了减轻膝关节和髋关节的疼痛以外，鳄梨–大豆非皂化物还能够延缓髋关节关节结构的损伤，抑制软骨的分解，并促进关节的修复。

·柳树皮。柳树皮中含有水杨苷，其化学结构类似于阿司匹林的有效成分。较小规模的研究显示，柳树皮可能缓解骨关节炎导致的疼痛。

·牛软骨。有人认为牛组织中的软骨有抗炎作用。有些研究者认为，骨关节炎患者使用牛软骨制剂能够促进新软骨的生长。将牛的软骨制剂注射到皮下，似乎能够减轻骨关节炎和类风湿关节炎的症状。

·姜黄素。姜黄是一种印度香料，而姜黄素是姜黄中的黄色色素。研究显示，姜黄素的抗炎效果可能有助于骨关节炎的治疗。

·辣椒素。辣椒素是一种局部霜剂，从红辣椒中提取而得，在缓解疼痛方面得到了广泛应用。一般认为，辣椒素产品是安全的，但会导致令人不悦的效果，如皮肤的灼烧感等。

·甲基磺胺甲烷（MSM）。这种补剂在很多疾病中都有使用，如关节炎、长期疼痛、骨质疏松和胃肠道疾病等，但与其长期的获益与风险有关的研究很少。

能量治疗

能量治疗的基本理念是，体内的能量流动不畅或紊乱是疾病的原因。根据这个理论，如果能够将能量场进行重新平衡的话，就能够恢复健康，并促进疾病的恢复。最著名的、相关研究最多的能量治疗就是针灸。

针灸

针灸于2500多年前起源于中国，是全世界最古老的治疗方法之一。针灸的基本理念是，体内有一种重要的能量，在体内沿着一定的路径运行。能量流动失衡就会导致疾病。

能量运行的路径又叫作经络，我们可以从身体上的约400个不同的位置，即穴位，进入经络中。针灸治疗师一般会在不同的穴位中插入极细的针，从而对体内的能量流动进行再平衡。

一般而言，针灸治疗的过程中，治疗师插入的是一次性的无菌不锈钢针。治疗师会用手操纵这些针，或者在针上通电或加热。

典型的针灸治疗可能会持续15至60分钟。一般一周或两周针灸一次，一个疗程的针灸治疗需要做若干次。一个患者做多个疗程的针灸也是很常见的，如果保险不覆盖这些项目的话，花销可能会很大。

科学家尚不能完全理解针灸的作用原理。其部分原理可能是，针灸会促进体内止痛物质的产生，即内啡肽。无论其原理如何，只要由经过培训的治疗师进行正确的治疗，那么用针灸治疗多种与疼痛有关的疾病都是安全且有效的，如腰背痛、头痛、纤维肌痛等。

在一项膝关节骨关节炎的针灸治疗的研究中，参与者被随机分成三组：针灸组、伪针灸组和自助项目组。与另外两组相比，接受针灸的患者的疼痛有显著减轻，而关节功能有显著的改善。

研究者指出，对于膝关节骨关节炎，针灸可以作为标准治疗以外的补充治疗。其他关于针灸在关节炎中的应用的研究质量参差不齐，但是大部分研究结果都表明接受针灸有一定的获益。

对于无法耐受长期使用非甾体抗炎药（NSAID）所带来的副作用的患者，以及正在经历中重度疼痛但不想或不能接受手术的患者来说，针灸非常有吸引力。

手动治疗

手动治疗又叫作手法治疗，包括一个或多个身体部位的运动或操作。这种治疗可以放松关节周围的组织，促进血液循环，增强关节运动能力。

按摩

人们可能会认为，只有异域水疗会所或高档健康俱乐部中才有奢侈的按摩服务。但是按摩是减轻关节疼痛和僵硬的最好的方法。按摩的过程中，治疗师会用指尖、手或拳头来揉捏、敲击或刺激您的软组织——皮肤、肌肉和肌腱等。有些类型的按摩至今尚存，而且在健康俱乐部、沙龙和按摩俱乐部中都会提供按摩服务。

按摩有助于放松紧绷的肌肉、缓解肌张力、改善身体灵活度并减轻应激反应。研究显示，按摩可以暂时缓解疼痛。但是如果患有类风湿关节炎，而且关节出现了疼痛、肿胀等问题，在受累的部位进行按摩可能会加重疼痛。如果疼痛不仅仅是瞬间的不适感的话，这就表示身体出现了问题。如果在按摩时出现了不适感，一定要告知治疗师。

替代医学和治愈体系

这些完整的医疗体系与传统的西方医学不同。这些医疗体系在治疗和预防疾病时强调全人治疗——心理、身体和精神治疗。这些医疗体系的基础医疗行为有数千年的历史，包括传统的亚洲医学、印第安医学、非洲医学、南美洲医学等。

这些方法的基本理念是身心之间有着强烈的联系，而且身体有能力自愈。替代医学体系的一个特点是，治疗是个体化的。没有哪两个症状相似的人能够接受相同的治疗——例如，每个人所使用的草药的种类和剂量都不一样。

阿育吠陀医学

阿育吠陀医学是一种发源于古印

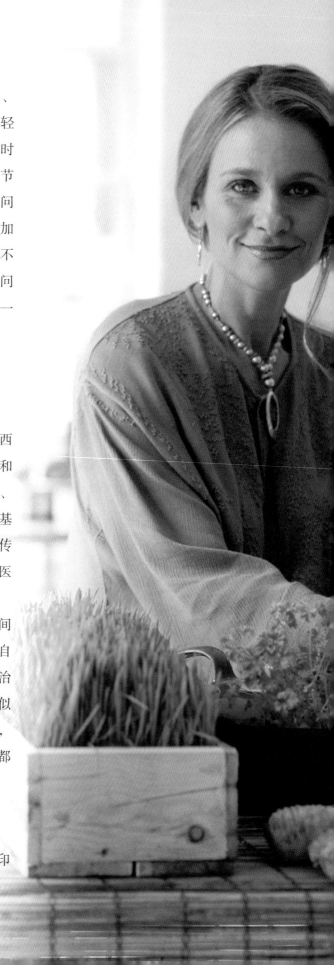

度的、有5000年历史的医疗体系。阿育吠陀医学的目标是改善健康状况，而不是抗击疾病，阿育吠陀医学强调身体、心理和精神的和谐统一。治疗方法包括斋戒、呼吸练习、按摩、草药、冥想和瑜伽。

对于阿育吠陀医学在关节炎中的应用，相关科学研究项目较少。研究主要集中于草药的使用，其他部分很少有相关研究。有些研究显示，多种草药的混合物可能有助于治疗骨关节炎和类风湿关节炎，有助于减轻疼痛和僵硬，但这些前期研究的结果还需要通过更严密的研究来确认。

顺势疗法

顺势疗法是在18世纪晚期于德国提出的，目前全世界范围内还有人在进行这种治疗。顺势疗法的基本原理有两点——相似原理和无限稀释原理。

根据相似原理，有些物质可以在健康人中产生一些症状，而有相应症状的疾病也可以用这些物质来治愈。而根据无限稀释原理，用来治疗疾病的物质要在高度稀释之后，直到这些物质被稀释到几乎不存在的时候，才能发挥最佳效果。大部分顺势治疗都是用高度稀释的天然物质制剂来治疗疾病，如植物制剂和矿物质等。

有些研究项目想要探明顺势疗法是否能够发挥作用。由于这些制剂稀释程度太高，大部分科学家仍对其有效性持怀疑态度。有些研究聚焦于顺势疗法在关节炎中的应用。其中一些研究结果表明，在减轻疼痛和炎症方面，顺势疗法可能比安慰剂更有效，但是这些研究数据的质量不高，因而研究结论是否正确也存在疑问。

由于顺势疗法主要使用的是高度稀释的物质，所以对健康可能造成的风险很小。而更大的问题是，如果顺势治疗没有效果的话，同时又没有接受传统治疗，患者的时间和金钱就被浪费了。

其他治疗

很多其他形式的补剂和替代药物已经进入市场，用于关节炎的治疗。常用的其他治疗有：

·**铜手镯**。几十年前，有些人就用铜手镯来减轻关节炎的疼痛。他们认为，小剂量的铜可以通过皮肤进入体内，从而中和自由基——自由基是能够损伤细胞的毒性分子。戴铜饰品可能没有坏处，但是大部分医生都找不到支持这种治疗方法的证据。

· **金戒指**。在小规模的类风湿关节炎的研究中，参与者一只手上戴有金戒指，金戒指附近的关节与另一只手的同一关节相比，恶化程度较轻，而类风湿关节炎一般累及身体两侧的相同关节。但是，另一项研究的结果与该研究相反，所以仍需要更大规模的研究。

· **磁疗**。很多戴磁性饰品的患者都认为，磁疗能够减轻关节疼痛。但应了解手镯、围巾、鞋垫以及床褥上的静磁体与电磁体之间的区别，而电磁体可能对骨折的患者和某些类型的抑郁症患者有治疗作用。有些研究项目的研究对象就是电磁体对骨关节炎的治疗作用，但是电磁体的使用仍然处于试验阶段。

评估辅助疗法

传统医学对关节炎的治疗有一定的局限性，您可能会对此比较失望。这种方法既然治不好病，那为什么要用呢？您可能认为，尝试使用未经证实的治疗方法总比什么都不做要好。

事实上，辅助或替代疗法可能是一个绝佳的机会，能够改善健康状况。但不幸的是，辅助与替代疗法领域也吸引了很多以不择手段的欺骗行为来获取利益的治疗师和商人，患者不惜代价想要治好病，而他们却从中牟利。

所以，自我保护非常重要。如果选择接受辅助或替代疗法，就需要区分真正的帮助与虚假的广告。对治疗方法的有效性和安全性进行评估是非常困难的，因为很多治疗方法都没有像主流治疗方法那样接受过大量的研究。

由大部分医生实施的传统医学疗法是基于科学方法的，通过了实验和研究实践的验证。在新的疗法被广泛接受之前，科学家一般会在知名期刊上发表研究结果，而这些内容也经过专家的评议，这些专家与该项研究或产品的销售都没有利益关系。

在整个过程中，研究者都在努力寻找该疗法相关的获益和风险。研究者也会找出那些效果较好的治疗方法，以及效果不佳，但靠安慰剂效应起作用的疗法。安慰剂效应会让患者感觉病情有所改善，而感觉有改善仅仅是因为接受了治疗，无论是吃了糖片还是吃了真的药，都会有这种感觉。

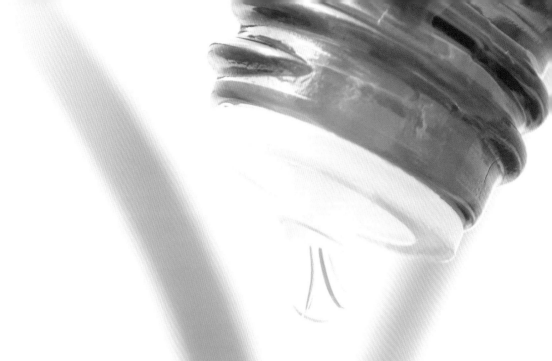

　　类风湿关节炎有周期性，所以相关治疗的有效性很难进行测量。类风湿关节炎的发病期和缓解期都会自发出现，不会有明确的诱因，所以就有可能把缓解期症状的缓解归因于所采用的治疗方法，不论是用了哪种治疗方法都有可能如此。这种"巧合治愈"可能会使人受到误导，也会让治疗方案的效果看起来比实际上更好。

　　引发骨关节炎症状的原因多种多样，而且科学家也不完全了解。如果某个关节用得比平时更多的话，那这个关节的症状更有可能发生变化，症状的变化也可能没有明确的原因。这些正常范围内的不确定因素都会影响治疗方法的评估，无论是传统疗法还是辅助疗法。

　　了解到这一点之后，就应该在尝试使用某一治疗方法之前，对其进行评估。作为消费者，要掌握关键的信息。以下内容可以提供指导：

　　·**收集信息**。对于任何一种正在考虑的辅助或替代疗法，都要找到与其安全性和有效性有关的已知信息。检查科学研究结果以确定这种疗法的优劣势、风险、副作用、预期结果和用药时长。美国国家补充与替代医学中心（NCCAM）是美国国立卫生研究院的一个部门，它就可以提供丰富的信息，从这里获取信息比较容易，其中的信息也会经常更新。

　　·**考虑来源**。收集信息时，要通过可靠的来源进行收集，如著名医学院校或医疗机构、政府部门、专业协会或组织，如关节炎基金会等。

　　·**正确使用互联网**。用互联网搜集信息时，对网站应有所挑选，网站在提供信息时应注明其编辑人员或医学顾问人员的信息。此外还要查看网站上发表信息的时间。过期的信息可能会有误，甚至会有潜在的风险。要选一个经常编辑并更新信息的网站。

·**要知道什么时候应该提出质疑。**选择任何产品或治疗师的时候都应三思，尤其是在治疗师保证能够治愈，或者是治疗师所描述的效果好得不太真实，或者治疗师鼓励人们放弃传统治疗的时候更应如此。对"快速治愈""奇迹般的疗效""新发现""秘方"等词要保持警惕。如果已经发现了关节炎等疾病的治愈方法的话，一定会有大范围的报道和大规模的处方用药。当看到一个产品能够治愈多种癌症、关节炎、艾滋病等相互之间没有联系的疾病的时候，也要保持怀疑态度。

一般而言，考虑非传统疗法的时候，最好在毫不批评地接受与直接拒绝之间取中庸之道。对于多种治疗方法都要持开放态度，但要对其进行仔细的评估。

辅助和替代疗法的名单一直在变化，因为新的方法在不断出现，曾经是边缘疗法的治疗方法也可能会成为主流医学的一部分。事实上，很多医院、医生和医疗保险公司正在将多种非传统疗法整合到医疗服务中去——这种行为的理由很充分。

请和医生一起讨论最好的自然疗法以及个人治疗计划。如果医生对这些治疗方法比较反感的话，可以转诊去看药师或能够提供这方面帮助的专家。

第八章

诊断与治疗方面的趋势与前景

此时此刻，可以说没有人能马上发现关节炎的治愈方法——但这并不是因为没人尝试。科学家一直在寻找减轻关节磨损和软骨分解的方法，而且还在寻找纠正过度免疫反应的方法，而过度的免疫反应会在关节内引发损伤性的炎症反应。

关节炎的主要治疗目标是减轻疾病的症状和体征，从而提高生活质量。好消息是，这些方面的研究已经有了很多进展。科学家目前已经能够较清晰地了解到，引发这些症状和体征的原因是什么，又是什么原因让这些症状和体征持续存在。因此，治疗目标不应该再局限于缓解疼痛和保护关节，而应该真正地预防甚至逆转关节的损伤，并且使关节软骨恢复正常。

最新的研究进展让我们能够更好地理解细胞之间复杂的相互作用，而这些相互作用可能会导致炎症。体内的细胞会用一种叫作细胞因子（cytokine）的化学信息分子进行相互交流。对于类风湿关节炎，新的治疗方法就是阻断某些引发炎症的细胞因子的功能，并增加抑制炎症的细胞因子的水平。

研究者已经提出了能够直接以这些细胞因子为靶标的治疗方法，常见的靶标包括肿瘤坏死因子-α、白介素-1和白介素-6等。其他正在研究当中的治疗方法聚焦于具体的酶或细胞等，这些细胞在免疫反应中发挥着重要作用，如T细胞和B细胞等。

细胞因子在软骨的分解当中发挥着重要的功能，而生长因子可以促进关节内健康的软骨细胞的生长，以细胞因子和生长因子为靶标的疗法将来可能会成为骨关节炎的传统疗法中的一部分。

在外科领域，已有多种手术方法可以修复损坏的软骨。研究者也在研究基因治

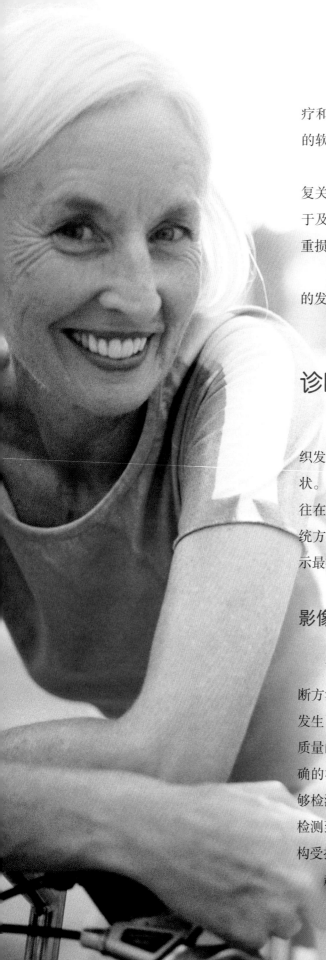

疗和干细胞技术如何能够使关节炎受累关节中的软骨恢复健康。

除了用新的治疗方法来阻止疾病进展并修复关节软骨以外，诊断工具和诊断操作也有助于及早诊断关节炎——甚至能够在关节发生严重损坏之前就诊断出来。

本章会对抗击关节炎方面的一些最有前景的发展趋势进行概述。

诊断方法的改良

关节炎的早期诊断能让患者在骨和软骨组织发生损坏之前接受治疗，从而预防或减轻症状。例如，类风湿关节炎所导致的关节损伤往往在发病后最初2年内发生。不幸的是，用传统方法很难进行早期诊断，因为X光片不能显示最初的特征性损伤。

影像学

可以利用核磁共振成像（MRI）来改良诊断方法，以检查软骨是否有流失，关节内是否发生了结构改变。利用磁共振成像能够获得高质量的骨和软组织的影像，从而对关节进行准确的检查。与X光片不同的是，磁共振成像能够检测到关节表面的滑膜组织上的炎症，也能检测到骨髓的炎症，这些改变一般会在关节结构受损之前发生。

超声检查虽然不如磁共振成像灵敏，但也

能够检测炎症反应和骨的损伤。此外，超声还能同时检查多个关节。这两种影像技术让医生得以更精确地诊断关节疾病，评估关节炎的进展，并追踪患者对治疗的反应。

生物标志分子

另一种有前景的关节炎诊断工具是生物标志分子——这是体内的一种物质，我们可以检测其水平，检测时一般使用血液或尿液作标本，检测结果可以用来确认病变是否存在，以及评估病变的严重程度。在未来，这种检测也有助于关节炎的诊断，并评估患者对治疗的反应。

生物标志分子的检测能够帮助医生评估患者发生关节炎的风险，并检测患者的关节内是否有结构的改变，并发现疾病的早期征象。例如，血液标本中的抗环瓜氨酸肽（CCP）抗体能够提示早期类风湿关节炎的存在。

软骨分解时，体内会产生某些化学物质。这些化学物质很有可能会成为关节炎的生物标志分子。科学家正在研究利用哪些生物标志分子的组合能够早期发现关节炎。多种生物标志分子的组合可能比单一分子更有效。

已有报道称，有些生物标志分子的组合有助于评估类风湿关节炎的活动性。

遗传特征性分子也有可能成为生物标志分子。科学家正在努力找出哪些基因或基因的改变与关节炎的易感性有关。例如，有一种叫作共享表位（SE）的基因序列可能与类风湿关节炎的发病有关。找到带有SE改变的患者，并对其进行更为密切的监测，以尽早识别疾病并提供有效的治疗。

对于同一种药物，每个人的反应也不同，研究者也正在寻找与药物反应有关的基因改变。如果知道了有哪些基因改变，医生就能够为患者制订个体化治疗方案，并给出最有效的药物。

药物

研究者正在寻找新的药物，以期更有效地预防炎症和关节损伤，有些患者对已有药物反应不好，而研究者也在为他们寻找新的疗法。药物的研发工作还包括寻找副作用更少的药物。

在这方面，治疗类风湿关节炎的生物制剂的出现是一个重大的进步。这些药物能够抑制细胞因子白介素-1、白介素-6和肿瘤坏死因子-α，还有很多细胞和酶。生物治疗能够减轻类风湿关节炎的症状，限制关节损伤并改善关节功能。其他的细胞因子抑制剂和新的生物制剂也在研发当中。

还有些生物制剂的作用与此不同，这些生物制剂可以促进抗炎的细胞因子的产生或替代这些细胞因子的功能。新的治疗策略可能会用基因治疗来使机体产生有利的细胞因子，并实现体内化学物质之间的平衡，从而延缓炎症的进展。

治疗关节炎的其他类型的药物也在研究当中，如抗生素和雌激素等。在其他领域，还有一种预防关节炎的疫苗也在研发当中。

新药和现有药物的联合使用能够更好地控制类风湿关节炎和其他类型的疾病。每一种新药获批以后，药物的组合方法就会增加很多。若要获得已有疗法的相关信息，请参阅第五章。

脂氧合酶/环氧合酶抑制剂

有一类药物叫作脂氧合酶/环氧合酶抑制剂，其中的一些药物也属于非甾体抗炎药（NSAID）或环氧合酶-2抑制剂。脂氧合酶/环氧合酶抑制剂能够抑制环氧合酶（COX），这种酶在关节炎症反应中发挥重要作用。这种药也会抑制脂氧合酶（LOX）的功能，从而减轻疼痛和炎症反应，并降低胃肠道副作用的发生风险。

利克飞龙是一种脂氧合酶/环氧合酶抑制剂，目前正在研发当中。初期研究显示，在治疗骨关节炎时，这种药物的效果至少和萘普生（一种非甾体抗炎药）的效果在同一水平，而副作用更少。利克飞龙还有可能会延缓疾病的进展。

与传统的非甾体抗炎药不同的是，利克飞龙与低剂量的阿司匹林一起使用时，胃溃疡的风险可能不会显著增加。研究者认为，利克飞龙可能也不会升高心血管系统疾病的风险——而如果停用万络（Vioxx）和Bextra等环氧合酶-2抑制剂之后，可能会出现心血管系统的副作用，这是比较严重的问题。利克飞龙在骨关节炎的治疗中的应用目前正在研究当中。

芦米考昔和依托考昔等新型的环氧合酶-2抑制剂正在进行临床试验。但是由于万络和Bextra等环氧合酶-2抑制剂因安全问题已经从市场上召回，美国食品药品监督管理局批准新药上市之前的审查更为严格，而且这些药物还需要更多的研究数据。

一类相关的药物叫作抑制环氧合酶的一氧化氮供体药，这类药物的胃肠道安全性更好，而且能像非甾体抗炎药一样产生止痛抗炎的效果。

神经生长因子抑制剂

炎症组织中，神经生长因子（NGF）水平的升高与疼痛的加剧有关。相关研究正在试图证明，神经生长因子抑制剂他尼珠单抗能否减轻膝关节骨关节炎所导致的疼痛。虽然这项研究的前景很好，但是他尼珠单抗的不良反应会限制其临床应用。

生物反应调节剂

生物反应调节剂以免疫系统中引起炎症的成分为靶标。现在有几种肿瘤坏死因子–α 抑制剂、一种白介素–1抑制剂、一种白介素–6抑制剂和一种Janus激酶抑制剂已获批用于类风湿关节炎的治疗。新的肿瘤坏死因子抑制剂也处于不同阶段的研发当中。其他以炎症反应中的细胞为靶标的治疗类风湿关节炎的生物制剂也在研究当中。

·**他克莫司**。他克莫司是一种免疫抑制剂，能够阻断有促炎功能的T细胞。他克莫司已获批用于肝肾移植的患者，这种药物可以阻止免疫系统攻击新移植的器官。如果类风湿关节炎患者用疾病缓解性抗风湿药治疗效果不佳的话，使用他克莫司可能有所助益。

·**奥瑞珠单抗**。奥瑞珠单抗是一种在实验室中生产的抗体，能够模拟天然的免疫反应，并抑制B细胞的活性，而B细胞的激活会维持免疫反应的进行。初期研究表明，这种药物可能对类风湿关节炎的治疗有效，但关于其安全性和有效性的研究正在进行当中。

·**激酶抑制剂**。激酶是一种特殊的蛋白质，在关节炎的软骨和骨的损伤中发挥作用。使用激酶抑制剂可以阻断这些蛋白质的活性，相关药物正在研发当中，如抑制脾酪氨酸激酶和Janus激酶的药物等。

托法替尼是一种Janus激酶抑制剂，最近获得了美国食品药品监督管理局的批准，可用于类风湿关节炎的治疗。而其他Janus激酶和脾酪氨酸激酶的抑制剂的研究正在进行当中。

·**抗白介素–17阻断剂**。白介素–17（IL–17）是一种细胞因子，能够刺激细胞

趋化因子的研究前景

　　最初获批的用于治疗类风湿关节炎的生物制剂是阻断细胞因子的药物——细胞因子是一种细胞间传递信号的蛋白质，在关节的炎症反应和退化过程中发挥着重要作用。现在，研究者正在研究几种特定的细胞因子，即趋化因子，这可能成为关节炎治疗下一步研究的方向。

　　炎症反应中的一些细胞可以产生趋化因子。趋化因子能够给T细胞、B细胞和其他免疫细胞传递信号，从而使它们在炎症反应的部位聚集，如关节等。在类风湿关节炎中，趋化因子不断地把免疫细胞募集到受累关节中，免疫反应就会逐渐失控。

　　趋化因子和趋化因子的受体多种多样，其中可能会有一些能够作为阻断炎症反应的靶标。在动物研究中，趋化因子抑制剂的前景很好，但是在对人类的研究中趋化因子抑制剂的效果不是很好。

产生更多细胞因子，从而加剧炎症反应。初期研究发现，苏金单抗是一种抗白介素-17的阻断剂，对类风湿关节炎有一定的效果，但是苏金单抗在其他的炎症性关节炎的治疗中可能前景更好。用苏金单抗治疗强直性脊柱炎和银屑病性关节炎的临床试验正在进行当中。

　　·**其他药物**。以巨噬细胞和树突状细胞等其他免疫细胞为靶标的药物在类风湿关节炎的治疗中可能发挥的作用正在研究当中。

抗生素

　　抗生素通常用来抵抗细菌感染，是一种很强效的药物。科学家正在研究的一个内容就是，有些形式的感染可能会促进类风湿关节炎的发病。研究显示，抗生素能够抑制某些酶和其他蛋白质的功能，而科学家已经知道，这些物质会在骨关节炎和类风湿关节炎中引起炎症反应。

米诺环素是一种四环素类抗生素，能够缓解类风湿关节炎患者的关节肿胀、僵硬和疼痛等症状，尤其是早期的患者。多西环素也是四环素类抗生素，其抗炎的效果和米诺环素类似。

科学家正在研究抗生素在单独使用或与疾病缓解性抗风湿药联用时，能否延缓或预防关节损伤，抗生素在这方面的作用目前尚无定论，有些研究结果也不是很理想。

降胆固醇药

某些他汀类药物，如阿托伐他汀等——广泛应用于降低血液胆固醇水平，并减少心血管疾病的风险的药物——可能有抗炎作用，也能够成为多种关节炎的有效治疗方法。

在研究他汀减轻类风湿关节炎炎症反应的最早的临床试验中，与使用安慰剂的

另一种治疗方法

控制体内的血管生长能否成为治疗类风湿关节炎的重要方法？这是有可能的。

血管新生（angiogenesis）这个术语指的是血管的生长。研究者正在试图理解并进一步控制这一复杂的过程。最新的相关研究聚焦于癌症领域，如果没有血液提供足够的营养的话，肿瘤就无法长大，更不可能危及生命。因此，肿瘤会产生血管新生因子，以促进小血管的生长。

在类风湿关节炎中，血管的异常生长可能会加剧关节的损伤。我们可以通过研发控制血管生长的药物，避免或减少这种损伤。在未来，您可能会听说抗血管新生会成为癌症、类风湿关节炎、银屑病和青光眼与色素性视网膜炎等眼病的治疗策略。

用水蛭来缓解疼痛？

这句话听起来像是中世纪医学，但是当代科学家正在研究水蛭这种古老的疗法。在很多针对骨关节炎的"水蛭疗法"的研究中，研究者发现，将水蛭放在受累的关节处能够在三个月甚至更长时间内，缓解疼痛、僵硬和其他症状。

一般认为，这种疗法是安全而且耐受性良好的，但是我们仍需要更多的研究来确认这些初步研究结果。目前尚不清楚这种疗法是如何发挥作用的，但有可能是因为水蛭的唾液中含有抗炎物质，这些物质有止痛作用。研究者希望通过努力能够发现新的、让患者不用被水蛭咬的止痛方法。

参与者相比，使用阿托伐他汀的参与者中，发生关节肿胀的人数更少。

但是，我们尚不能确定这项与类风湿关节炎有关的研究的重要性如何。事实上，最新的证据表明，他汀的使用甚至会增加类风湿关节炎的患病风险。

考虑到这一点，医生会认为，他汀应该仅用于控制胆固醇和冠状动脉疾病。

局部用药

研究者尝试了多种治疗方法，以期保留传统非甾体抗炎药在止痛方面的治疗作用，同时避免其胃肠道副作用，如烧心、腹痛和溃疡等。一种解决方法就是，将药物制成霜剂或药水，直接抹到皮肤上。

现有两种处方药属于局部非甾体抗炎药，已获批用于关节炎的治疗：双氯芬酸和酮洛芬。对于膝关节骨关节炎的患者来说，这两种药物都有助于减轻疼痛和僵硬，并改善其关节功能。

但是，有一篇论文总结了多个研究结果，然后发现，对于骨关节炎，如果使用局部非甾体抗炎药的话，一般仅在最初2周内有效。超过2周后效果会逐渐消失。

另一种还在研究当中的治疗方法是，使用一种含有局部止痛药利多卡因的皮肤药贴。其初步研究有很多膝关节骨关节炎的患者参与，研究结果显示，将药贴贴附于受累关节上，其止痛效果与非甾体抗炎药塞来昔布相当。目前仍需要更多研究来确定这种方法的安全性和有效性。

辣椒素是一种从红辣椒中提取的物质，有止痛作用。辣椒素凝胶的使用有助于缓解与膝关节骨关节炎有关的轻中度疼痛。

激素和骨质疏松药物

由于骨关节炎在绝经后女性中更为常见，而绝经后女性体内的雌激素水平会逐渐下降。医生在很久以前就怀疑，雌激素的耗竭可能会在疾病的进展中发挥一定的作用。虽然研究者尚不了解雌激素是如何保护关节的，但他们怀疑，雌激素对促进骨和软骨生长与分解的天然因子有一定的调节作用。

口服避孕药中含有雌激素，使用口服避孕药的女性与不使用的女性相比，发生类风湿关节炎的风险更低。在老年女性中，使用激素治疗来补充体内减少的雌激素的方法可用来降低骨质疏松的发生风险，这种方法已经应用很多年了。

激素治疗可以保护大关节免受骨关节炎的破坏，如髋关节等。研究表明，膝关节骨关节炎的女性患者如果使用雌激素的话，骨的异常会相对较少。但是，对于类风湿关节炎，尚无研究表明雌激素有类似的保护作用。

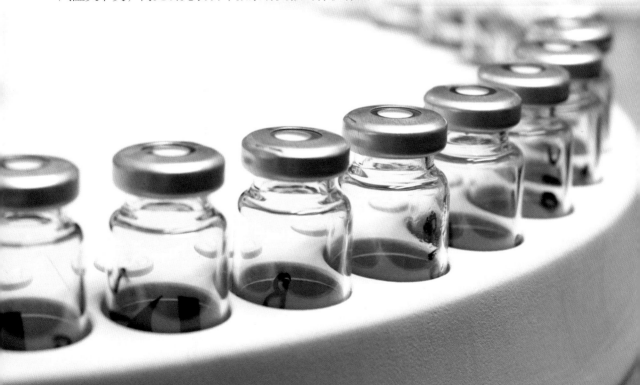

长期使用激素治疗会带来严重的健康风险。因此，请先咨询医生，以了解激素治疗的风险与获益，并确定自己是否适合使用激素治疗。

阿仑膦酸是一种治疗骨质疏松的药物，对骨关节炎也有效果。一项研究显示，阿仑膦酸可以减轻绝经后的女性骨关节炎患者膝关节的疼痛，其关节结构的破坏也会减轻。

预防性疫苗

T细胞是一种白细胞，能够引起免疫反应，并最终导致关节损伤和破坏。科学家正在研究能否用疫苗来抑制T细胞的活性，预防或治疗类风湿关节炎。

T细胞疫苗已经在有各种免疫缺陷的动物中进行过试验。但是在类风湿关节炎的患者中，T细胞发挥了哪些具体功能（以及发生了哪些具体的功能障碍）还尚不清楚。现在正在研发的T细胞疫苗可以用来产生抗体，并抑制T细胞的破坏能力，这种疫苗还在早期研发过程中。

基因治疗

基因是染色体中的一部分，能够决定人的身高、眼睛和头发的颜色以及其他的特征。研究者找到了很多能让人们更容易患上关节炎的基因。事实上，很多不同的基因都参与了关节炎的发病过程，而遗传易感性仅仅是关节炎等自身免疫性疾病的多种发病因素中的一种。研究者还在调查，这些遗传缺陷的普遍性如何，以及我们能否预防这些缺陷的发生。

一旦找到问题基因，研究者希望能够再找出一种检测方法，来确定哪些人有关节炎的患病风险。这种检查能鼓励人们改变自己的行为，从而降低风险。也有利于帮助人们尽早接受治疗——早诊断、早治疗是预防永久性关节损伤的关键。

对某些疾病来说，基因治疗是用健康基因替换掉缺陷基因，或向缺陷基因中插入基因片段，使其变成健康基因。基因治疗也包括抑制有害基因的功能，或促进有益基因发挥功能。

关节炎基因治疗的首要目标是促进某些基因发挥功能，以指导细胞产生特定的物质，从而减轻关节表面的炎症反应，并预防软骨的分解，或促进新的软骨细胞的生长。

我们可以使用两种方法。首先是"体外"基因治疗，这是将患者自身的细胞取出，然后插入特定的基因序列，再把细胞回输到患者体内。另一种是"体内"基因治疗，这是使用运载体将特定基因导入患者体内，病毒就是一种运载体，作为运载体的病毒已经被改造过，不会导致疾病。

基因治疗的很多方面都处于早期研究阶段。科学家虽然已经找到了很多有用的基因，但是还没有确定将基因导入细胞中的最佳方法是哪种。有些基因有保护软骨的功能，我们可以将这些基因导入骨关节炎患者的受累关节的滑膜表面，这种方法让科学家们很感兴趣。但还需要进行更多研究来确定这种方法能否实施。

手术

随着植入物的寿命的延长，以及植入物松动的情况越来越少，关节置换术也得到了改良。我们可以进行微创手术，但是微创手术的安全性和有效性能否和传统手术相当，这一点还需要进一步研究。在未来，电脑辅助的手术也有可能改善手术的结局。

改良的技术让术者能够更有效地治疗受累关节，包括切除发炎的滑膜组织（滑膜切除术）等。研究者对体内受损软骨的修复有了越来越深入的理解。软骨缺陷的多种修复方法都在研究当中。

有一种技术叫作自体软骨细胞移植（ACI）技术，就是从健康的关节中取出软骨细胞在实验室中培养，然后将其植入受损关节中，同时还注入一种促进软骨生长的溶液。这种技术的研究很有前景，对于骨关节炎患者来说，术后关节功能能够得到长期改善，疼痛和肿胀会有所减轻。患者如果能在术后2年进行日常活动的话，就能够长期进行这些活动。

自体软骨细胞移植一般用于膝关节中小范围软骨损伤的修复。最新的进展表明，这种手术能够用于踝关节、肩关节、肘关节、髋关节和腕关节中。此外，医生还在用自体软骨细胞移植来修复较大范围的软骨损伤。

我们还需要确认，自体软骨细胞移植手术能否预防骨关节炎的进展，以及从长期来看，这种软骨移植方法的性价比如何。

自体骨软骨移植手术与自体软骨细胞移植手术相似。自体骨软骨移植是从受损关节的非承重部位取出一块带有软骨的骨，或者从对侧身体的相同关节中取出这样一块骨，然后在关节的受累区域将其植入事先准备好的孔中。

其他形式的软骨移植手术的研究还在进行当中。有一种比较有前景的手术叫作骨膜移植术。骨膜是骨外表面的一层保护膜，而关节处没有骨膜。骨膜可以产生软骨细胞。

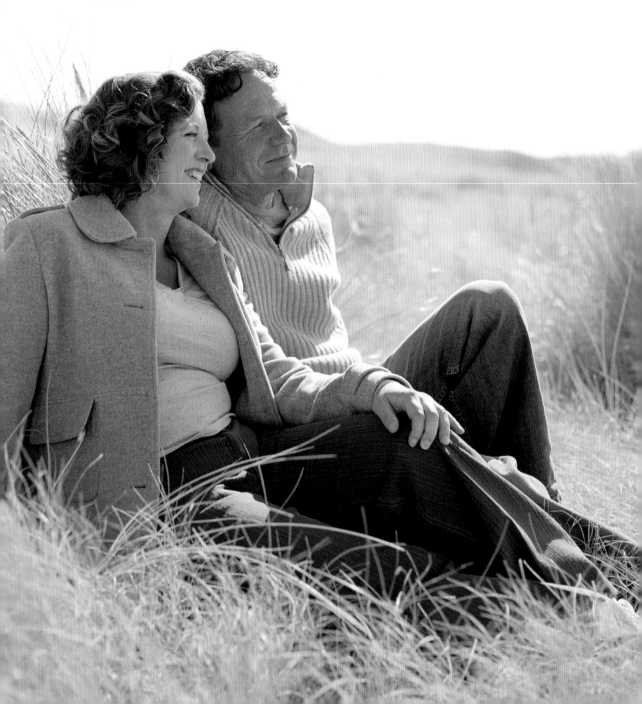

实施骨膜移植术时，医生会将健康的骨膜细胞植入受损关节中。如果手术成功的话，移植的细胞会重新产生光滑的软骨，并促进受损关节表面的恢复。这种方法适用于年轻人，因为骨膜的再生能力随着年龄的增长会逐渐变弱。

目前，在所有可用于修复受损软骨的手术方法中，并没有哪一种能够不断地产生正常的软骨细胞。这些方法都不是最佳方法。我们还需要进行更多的研究来比较不同方法的优劣，并确定哪种方法有最佳的长期效益。

展望未来

关节炎需要有更好的方法来治疗，科学家正在继续研究各种可能有前景的治疗方法。组织工程领域的研究正在不断进展，这一领域需要细胞生物学家、组织工程师和外科医生的合作。组织工程不局限于目前的软骨修复方法，还有促进新软骨的再生。

研究者希望将软骨细胞植入一个"支架"，这是一种基质或凝胶结构，能够促进新组织的生长。干细胞、基因疗法和软骨生长因子（促进健康软骨的生长）的使用在这一过程中发挥着重要作用。

干细胞能够产生其他类型的细胞，如骨细胞、软骨细胞、肌细胞、免疫细胞等。有些研究者正在尝试从骨髓中提取干细胞，再将其转化为软骨细胞，然后用这些细胞来促进受损软骨的再生。这方面的研究正处于早期，在干细胞投入治疗之前，科学家还需要克服很多困难。随着研究的不断进展，关节炎最终的治疗方法可能会将组织工程、基因疗法和改良用药三方面结合于一体。治疗计划会基于患者的个人基因背景、风险因素和医疗史等。

第九章

疼痛控制小贴士

锐痛、跳痛、持续痛、僵硬、灼烧感、剧痛、疼痛难忍……用来描述关节炎疼痛的相关词汇可以说是无穷无尽，每个关节炎患者的疼痛类型都不尽相同。

如果您能感同身受的话，您就会知道，无论关节炎患者如何描述这种感觉，疼痛都会让患者无法完成想做的事情。疼痛不会自行消失，患者需要进行正确的处理。

疼痛受多种因素的影响，包括活动水平、身体状况、关节肿胀的程度、对疼痛的耐受性以及心理状态等。

处理疼痛的方法因人而异，而每个人的症状都不尽相同。药物可以减轻炎症并缓解疼痛，这是大部分治疗方案中的主要因素（见第五章）。有些方法注重改善生活方式，以减轻疼痛。可以学习身体力学知识，并矫正身体姿势，或者用特殊的设备来辅助日常活动（见第十章）。

也可以通过加强肌肉、肌腱和韧带结构来稳定受损关节（见第十一章）。减轻体重也可以减少关节负荷（见第十二章）。如果生活态度积极向上的话，也有助于疼痛的处理（见第十三章）。

从某些方面来看，整本书都在讲述关节炎的特征——疼痛。理解疼痛、处理疼痛有很多种方法。

本章主要讲述常见的疼痛处理方法。第一部分会讲解简单的急性疼痛的处理方法，其中的很多种方法都可以在家中实施。第二部分会讨论除药物以外的专业的疼痛处理方法。

处理急性疼痛

急性疼痛一般是突发的，持续时间短，但会完全中断人们的日常活动。这种疼痛很剧烈，如果在厨房做家务时、用键盘打字或弯腰整理袜子时发生急性疼痛的话，这些活动就根本进行不下去。

有人可能会用冷敷或热敷的方法来缓解疼痛，但这也是通过试错来找到哪种温度更有利于疼痛的缓解。在使用冷敷或热敷之前，先要确保皮肤是干燥的，而且没有伤口或皮肤的疼痛。无论是使用冷敷还是热敷，都要用毛巾来保护皮肤，以免直接接触，在骨比较接近皮肤表面的部位更是如此。

冷敷

冷敷对关节炎突发时的疼痛和过度使用性损伤导致的疼痛非常有效。在疼痛部位，低温有麻痹的作用，可以减弱痛感。低温还可减轻肌肉的痉挛以及肿胀和炎症等问题。

一般建议在突然发作的最初几天中使用冷敷。如果皮肤血液循环不好，或者有麻木感的话，不要使用冷敷。

冰敷袋

很多药店、杂货店和药房中都可以买到速冷冰袋。使用也很简单——挤压冰袋并激活内部的成分即可。用冰敷袋前，先在疼痛关节处的皮肤上抹一层薄薄的矿物油。在矿物油上垫一块湿毛巾，最后再把冰袋放在湿毛巾上，然后用干毛巾覆盖，以确保绝热。

一天中可以冷敷多次，每次不要超过20分钟。冷敷时要经常检查皮肤颜色是否正常。如果颜色变浅的话，则提示可能有冻伤了，此时应立即停止冷敷。

提示：如果要自制冰袋，可将1/3杯外用酒精和2/3杯水混合，装进冷藏袋中并封好，然后将这个冷藏袋装进另一个冷藏袋中，密封好并放入冰箱。内容物变成泥浆状就可以使用了。用完以后还可以再次冷藏以备下次使用。一袋冷藏过的蔬菜也可以用于冷敷，如玉米或豌豆等。

热敷和冷敷

　　在受累关节处进行热敷或冷敷可能是最安全、最方便且可行的方法，大部分药店中都可以买到廉价、可重复使用的装满凝胶的热敷或冷敷袋。

　　一般来说，使用者会将敷袋在热水或微波炉中加热，或在冰箱中降温。使用时，高温和低温会慢慢从敷袋中释放，所以一次可以使用20至30分钟。如果肌肉发生了较小的扭伤或拉伤，或者发生了小肌腱炎的话，也可以使用这种方法。请按照生产厂家所提供的说明进行使用。

冰按摩

　　这种方法也是在皮肤上使用的低温治疗。将一些小冰块或整块冰包在布里，然后用较为舒适的方法用手握持。在疼痛的关节周围画圈，持续5至7分钟。稍微加压，并在冰块不直接接触皮肤的情况下移动。

　　要记住的是，按摩时要观察皮肤颜色的变化。如果发现自己的皮肤颜色不正常，就要马上停止。如果按摩时皮肤产生了麻木感，也要停止。

　　提示：可以用纸杯装水再冷冻来制冰块。冷冻完成后撕去一些纸，将冰块暴露到能够按摩的大小即可。按摩时，用毛巾包裹纸杯来保护握持的手。

热敷

　　热敷可以放松肌肉并减轻关节疼痛，还有利于相关部位的血液流动。热敷在减轻僵硬症状和放松肌肉方面效果非常好。

　　如果疼痛部位血液循环不好或有麻木感的话，不要进行热敷——因为此时感觉功能有异常，即使发生烫伤也不会察觉。在急性创伤后或肿胀部位也不要进行热敷，因为热敷可能会加剧肿胀和疼痛。

热敷袋和加热垫

在疼痛部位垫几层毛巾，再把加热垫放在毛巾上方，在加热垫上铺几层毛巾以保证绝热。可以通过增减加热垫上下的毛巾层数来调节温度。在骨离皮肤表面较近的部位，可以多加几层毛巾。热敷可以持续20至30分钟。

热敷时，每15分钟要检查一下皮肤。如果看到皮肤上有红色或白色的斑点的话，马上停止热敷，因为皮肤已经吸收了足够多的热量，继续热敷的话可能会发生烫伤或起水泡。

不要躺在热敷袋或加热垫上，在热敷时也不要加压，以免皮肤发生烫伤。

提示： 如果自制热敷袋，可在冷藏袋内装入湿毛巾，然后在微波炉内加热1分钟。将热敷袋包在毛巾里，放在受累关节附近进行热敷。也可以在直筒棉袜内装入大米或其他谷物，在开口处打结，然后在微波炉内加热。

加热灯

可以对疼痛的关节进行加温，如用红外加热灯和热反射灯泡来加热，或用装有廉价白炽灯泡的夹灯或孵化器灯。白炽灯所释放的能量大部分会转化为热能，而这些热能可以加速受累部位的血液循环。

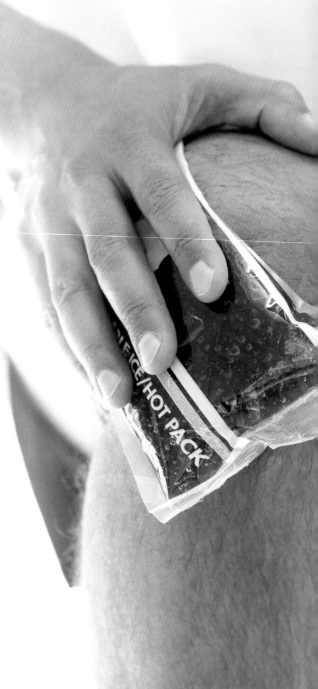

描述疼痛

　　疼痛发生时，感觉到疼痛很容易，但是想要把这种疼痛跟医生说明白，就很难了。但是，患者在就诊时所能提供的细节对于关节炎等疾病的诊断和治疗非常重要，也有利于症状的管理。

　　事实上，客观地描述疼痛是很困难的——每个人的表达方式各不相同，而且受到身心健康及情绪的影响，所以这些因素每天都会发生变化。人们对疼痛的耐受性也有很大的变化，今天您不以为然的疼痛可能明天就无法忍受。

　　医疗人员可能会使用多种评分方法，让患者对他所经历的疼痛从0至10分进行评分，0分表示没有疼痛，而10分表示患者能够想象的最严重的疼痛。和医生谈话时，注意以下因素有助于更好地描述症状：

　　·疼痛的部位是哪里？疼痛只局限在这个部位还是会扩散到其他部位？

　　·疼痛是什么时候开始的？是如何开始的？当时正在进行平时不常进行的活动吗？疼痛开始之前有哪些疾病？

　　·疼痛是持续的还是间歇性的？如果是间歇性的话，每次发作会持续多久？

　　·疼痛是轻度的、中度的还是重度的？

　　·疼痛的性质是怎样的？是刺痛、钝痛、锐痛还是灼烧痛？

　　·有伴随症状吗？如虚弱、头痛、麻木等，以及疼痛是否伴随有麻刺感？

　　·在进行特定活动时疼痛是否会发生变化？疼痛会影响简单的日常活动吗？

　　·疼痛会导致失眠吗？会在睡眠时疼醒吗？

　　·尝试过用什么方法来处理疼痛吗？

将热源放在距离皮肤45至50厘米的地方，加热20至30分钟。如果要减弱加热强度的话，可以把灯移远一些。将灯放在目标部位皮肤的侧面，不要放在上方。

提示：与热敷袋或加热垫相同，如果觉得在热敷时会睡着的话，可以用闹钟、计时器来叫醒自己，或者让别人叫醒自己。

泡澡、淋浴和热水浴缸

对疼痛的关节进行加热的最简单、有效的方法就是淋浴或泡澡了，这类活动可以持续15分钟。普通的浴缸和专门的热水浴缸一样有效。

用热水泡澡或淋浴的时候，出入浴缸要格外小心，就算装了扶手杆也是如此。可能会头晕，甚至晕倒，从而发生摔倒的问题。

提示：晨起穿衣前将衣服放进烘干机中烘几分钟有助于缓解晨僵。也可以在起床前打开电热毯，加热几分钟，以缓解晨僵。

冷热交替浴

冷热交替浴对手部和足部类风湿关节炎和骨关节炎的患者有一定益处。在冷水浴和热水浴之间不断切换可能比单独用热水浴或冷水浴的效果更好。

想要进行冷热交替浴的话，首先要准备两个大盆。一个盆中装满热水（36至40℃），另一个盆中装满冷水（12至16℃）。先将关节放在热水中泡10分钟，然后到冷水中泡1分钟，再到热水中泡4分钟，最后到冷水中泡1分钟。

重复这个过程，直到泡满半小时。最后一次要在热水中泡。如果觉得用两个盆不方便的话，可以用双槽水盆。

提示：冷热交替浴需要将皮肤直接泡进水中，所以要注意水温，热水不能太烫，冷水不能太凉。

专业的疼痛处理方式

各个学科的医务人员在疼痛管理方面都比较有经验，而且他们具备专业知识，如家庭医生、风湿病医生、物理治疗师、职业治疗师、理疗医生、精神医生、心理医生等，整合医学领域的专业人员也可以帮患者缓解疼痛，如针灸治疗师等。这些医务人员都能够通过不同的方法和技术来帮助患者进行疼痛管理。

控制疼痛的装置

矫形学是医学领域的一门学科，研究的是身体支持性装置。这些装置可以控制关节的功能，辅助或限制关节的运动，并且减轻关节的压力。相关产品包括鞋垫、夹板、支具等，这些产品可用于缓解关节炎的疼痛。

足部矫形器

如果关节的损伤导致足部或踝部无法支撑身体，膝关节或髋关节的负荷就会增加，这种现象在类风湿关节炎中非常常见。使用鞋跟杯、足弓垫和矫形靴等足部矫形装置有助于稳定受累关节，从而减轻其他关节的负荷，并缓解疼痛。

鞋垫

在鞋中垫上特殊的鞋垫可以缓解膝关节骨关节炎所导致的疼痛。医生会考虑到不同类型的鞋垫对膝关节功能所产生的影响，并建议使用外侧楔形鞋垫或内侧楔形鞋垫。使用鞋垫时，要穿合适的、有软垫的鞋子，以更好地支持身体的承重关节和后背。

膝关节支具

下肢支具有助于减轻压力和提高关节稳定性。对于骨关节炎的患者，使用膝关节支具能够产生一定的获益。支具能够减轻膝关节的疼痛，并提高运动能力。

控制疼痛的疗法

医务人员可能会开具处方来减轻或控制疼痛，处方中可能包含下列内容。

体育锻炼

锻炼可能是抵抗疼痛的最佳方式。物理治疗师可以与患者合作制订锻炼计划，最大限度地改善关节运动范围，并加强疼痛关节周围的肌肉。锻炼的相关内容会在第十一章中具体介绍。

按摩

按摩能够改善血液循环，帮助放松，并减轻疼痛和肿胀。有些治疗师会接受专业训练，以掌握关节炎的按摩技术。

按摩时，要注意疼痛的情况。如果是给自己按摩，或者是家人帮助按摩，一旦发生疼痛就要马上停止。如果关节本身发生了肿胀或疼痛的话，就不要直接按摩关节，可以按摩关节周围的肌肉。

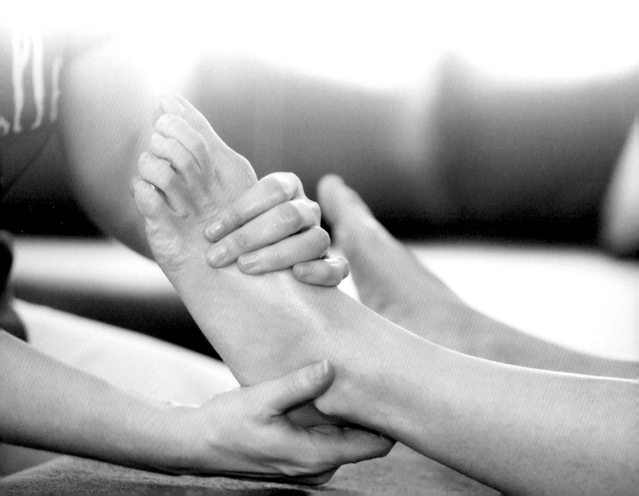

按摩前可以先对相关部位进行热敷或冷敷。按摩时可以使用按摩油或药水，让手能在皮肤表面顺利地进行按摩。

提示：如果在受累区域表面使用按摩油或药水的话，在热敷前要洗去按摩油或药水，以免烫伤。

专业的热处理

与简易的家庭热处理不同，物理治疗师可能会用专业的技术和设备进行热处理，以缓解疼痛。

处理疼痛时，物理治疗师可能需要对疼痛的关节做石蜡浴，尤其是手关节。患者也可以按照治疗师的指示在家里做石蜡浴。

如果要穿透到深部结构进行治疗的话，治疗师可能会使用超声或短波透热疗法，这些方法利用高频电磁流来产热。这种方法需要进行严密的检测，因为它可能会加剧某些类型的关节炎。

注射类固醇

医生可能会开具类固醇来缓解关节的疼痛和炎症。医生偶尔会在发炎的关节中注射可的松类药物来减轻症状，如髋关节、膝关节或踝关节等。

由于频繁注射类固醇可能会加速关节损伤，医生一般将注射频率限制在一年2至3次。

神经阻滞

医生可能会注射麻醉剂来麻痹疼痛部位的神经，使疼痛信号无法传导到大脑。这种方法虽然只能暂时缓解症状，但患者也希望能够在长期的疼痛中获得暂时的解脱。

经皮电神经刺激（TENS）

这种治疗方法可用来缓解某些部位的疼痛。进行经皮电神经刺激时，治疗师会把电极放在疼痛部位周围的皮肤表面，然后通上无痛电脉冲。脉冲的强度可以调节，以满足控制疼痛的需求。

目前尚不清楚经皮电神经刺激是如何发挥作用的。电脉冲可能会促进内啡肽的分泌——内啡肽是体内产生的一种有止痛效果的化学物质，效果与吗啡类似。经皮电神经刺激治疗也能阻断神经通路，而这些神经通路会把疼痛信号传导到大脑。

经皮电神经刺激最适用于神经受压迫所产生的急性疼痛，而对于慢性疼痛的效果不是很好——但是有些慢性疼痛的患者确实能够有所获益。利用经皮电神经刺激结合运动及其他疼痛处理方式来进行治疗也是非常常见的。

还有一种与经皮电神经刺激相似的方法，这就是穿皮电神经刺激（PENS），它能够向神经通路发出电脉冲。但穿皮电神经刺激并不是直接通过电极发射电脉冲，而是用针穿透皮肤表面，再发出电脉冲。这种针非常细，与针灸所用的针不同。

这些针在插入时，患者会有感觉，但不会痛。

辅助和替代疗法

若要了解关节炎的辅助与替代疗法的完整信息，请参阅第七章。

控制疼痛的行为方法

积极的心态对治疗慢性疼痛非常重要，但是积极的心态并不是说要忽略这些疼痛。在了解和处理疾病的时候，要使用一种积极而有成效的方式，要找方法改善结局，争取最好的治疗结果，而不是放任最坏的情况发生。

无论如何，都有可能需要额外的支持措施来治疗关节炎的症状。此时医务人员就可以提供帮助了。

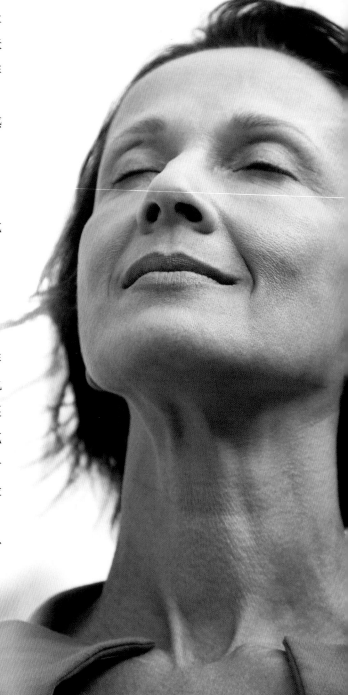

认知行为疗法

认知行为疗法是让患者与心理咨询师进行建设性合作，找到那些模棱两可的想法，以及消极的想法。这种疗法能让患者更清楚地认识到自己的现状，并用更有效的方式进行处理。

用认知行为疗法治疗关节炎的目标还包括找出并修正对疼痛所做出的消极反应。接受认知行为疗法时，会了解在有疼痛存在的情况下，如何改变行为方式以提高生活质量。

认知行为疗法一般聚焦于具体的疾病，用一种目标指向性的方法进行处理。这种疗法还要求患者更清醒地认识到自己与疾病有关的思维、情绪和想法。认知行为疗法还有助于发现在日常生活中可能加剧疾病的生活习惯。

相关的治疗方法

除了行为疗法以外，还需要了解其他的方法以提供支持并处理疼痛。

生物反馈。身体对应激与疼痛会做出自动化的、不自主的反应：如肌张力、皮肤温度、血压和心率的改变等。生物反馈疗法的目标是教患者识别这些反应，并学会改变它们。

治疗师在进行治疗时，会将很多监控仪器连接到患者身体上，从而监控生理情况——如心跳、呼吸、肌张力、皮肤温度和脑活动等。治疗师可以参考这些信息来教患者如何控制不自主的反应，而这些反应会引发应激症状。

放松训练。可以学习使用多种技巧来放松身心，例如，可以逐步放松肌肉、深呼吸，并引导自己进行想象与思考。其中的一些技巧在第七章中已经进行了详细的描述。

有治疗师进行指导的话，就能够学会在压力之下，或在疼痛时，如何进行短暂的休息，如何集中精力，以及如何放松。最终可以学会在不依赖别人提示的情况下进行放松。

理想条件下，进行放松的地方应该是一个安静的房间，在这个房间里能够舒适地躺在地板上，或躺椅上，或床上。在这个地方，应该感觉非常舒适，而不应该感到狭窄或拘束。

可能需要利用视听资料来帮自己集中精力，如海浪或树林中的录音等比较轻柔的声音。柔和的光线有助于放松双眼，也是很好的。

放松策略的首要目标是减轻体内积聚的紧张感。在一天中，无论何时，只要感到有压力或疼痛正在体内累积的话，就随时可以进行放松活动。利用这种方法，就可以防止自己过度紧张，也有助于完成日常活动。

慢性疼痛中心

如果关节炎的疼痛非常剧烈的话，医生可能会建议患者到慢性疼痛中心就诊。在这种情况下，患者可能会去看专业的疼痛医师团队的门诊。这个医疗项目可能会花几天或几周的时间。

如果慢性疼痛无法缓解，或者现在所接受的治疗方法（如药物、注射和手术等）无法减轻疼痛的话，疼痛中心可能会比较有帮助。在疼痛中心，多学科合作缓解疼痛的方法非常重要，因为仅用一种方法可能无法很好地控制疼痛。

这些医务人员不仅能够治疗疼痛，而且还能处理抑郁等相关的问题。他们还可以帮助处理关节炎可能引发的问题，如家庭破裂、财产损失等。

第三部分

日常生活

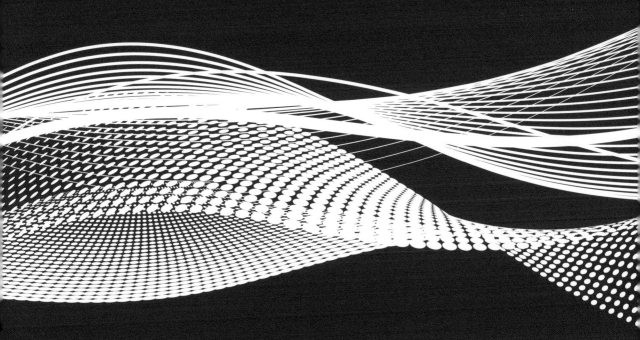

第十章

保护您的关节

您不会故意以每小时88千米的速度驾车驶入洞穴，因为这样会损坏车子，缩短其使用寿命。您也不会故意使关节（比如脚踝、膝盖或手肘）受损。如果您患有关节炎，关节本身已变得僵硬疼痛，受伤会使得其活动更受限制。

本章的目标是让您学会保护自己的关节，让它们免受伤害。慢性关节炎大多会导致关节持续性的伤害，本章将介绍一些措施以减轻疼痛。药物治疗十分重要但不是唯一的对策。

保护关节从姿态开始——即站立、坐或躺时的身体姿势。好的姿态，即不管静止还是运动，都应保证骨骼和支撑肌肉、肌腱和韧带承受的压力最小，这样关节表面磨损就会较少。

如果姿势不良——例如，坐着的时候肩膀下垂蜷缩——意味着关节没有正确地对齐。支撑肌肉和韧带为了保持直立和平衡会更用力。这会使得关节过度磨损，可能会导致关节炎和相关的症状，比如疲劳。

良好的姿态能均匀地分散体重，使脊柱保持生理弯曲。保持一种姿势应该不费多少力气。本章也将介绍良好的坐姿和站姿。

如尝试改善姿态，开始时可能会感觉有些僵硬。请不必担心，坚持练习良好的姿势，会开始逐渐变得自然。

保护关节的基础

以下原则可以帮您保护关节并使其免受伤害。

应用适当的人体力学

应用人体力学是为了更好地应对日常生活而做出的工作。这些动作包括抬举、搬运、推、拉、从椅子或床上下来，以及使用工具进行吸尘、铲和耙等工作。后文将会对这些内容详细说明。

正确应用身体力学，遵循正确姿势的原则。正确的姿势可以让人高效地工作，节省体能，保持平衡，减轻关节压力。不正确的姿势会导致疼痛和肌肉紧张，增加关节磨损。

无论是什么工作，尽可能使用最大的关节去完成。意思是，如果可以用肘部完成的工作就不用手指和手腕；或者，如果可以使用肩部而不是肘部，则相应地调整躯体动作。

正确举起和搬运物体的方法是让臀部和膝关节完成大部分的工作，并将身体靠近物体。

避免在关节上施加持续或过度的压力。例如，改变双手交叉托下巴的习惯。使用带肩带的公文包，避免用手拎重物。

避免长时间保持同一姿势。例如，如果开车或坐在办公桌前，要经常休息一下，移动一下，放松一下关节。

为了保护手指和手的关节，避免需要紧抓、捏或握住的动作。后文会介绍帮助完成这些任务的辅助设备。

活动起来

减轻关节炎疼痛并不意味着避免活动。事实上，经常锻炼是保护关节最有效的方法之一。您可能想知道运动是否只会增加疼痛和受伤的风险，但实际上运动可以延长关节的寿命和有用性。

锻炼可以加强关节周围的肌肉，大大提供关节所需的支持。锻炼还可以增加关节的灵活性和运动范围，减少疲劳，提高能量水平，帮助减肥，从而减轻关节的负荷。

以下提示可以帮助您运动起来。如果您不习惯于运动，请先向医生咨询。他可以提供建议并推荐职业治疗师或理疗师。

热身和镇静

运动前，用加热垫或热敷的方法，按摩身体或慢走几分钟，使关节和肌肉热身。泡个热水澡或淋浴也会有帮助。

20分钟热敷应该感到温暖和舒缓，但不是热。因为热可能会增加肿胀和疼痛，所以不要将加热垫用在已经温暖、肿胀的关节。运动后，可冷敷受影响的关节10至15分钟。

缓慢开始

在不损害关节的情况下保持活动能力，重要的是要使每个关节在其完全无痛的运动范围内运动，即关节向特定方向运动的能力。这些无痛范围可能每天都不同。

每天至少一次轻轻地拉伸受影响关节的肌肉，可以在早上起床的时候，也可以在日常运动前和运动结束时拉伸。如果时间和精力只够做有限的拉伸运动，那就把它放到日常运动之后。

运动前一定要热身，但注意不要过度，特别是患风湿性关节炎的时候。缓慢而温和的拉伸能放松肌肉，增加关节的运动范围。突然的抽动或弹跳会对关节有害，所以应保证运动缓慢而流畅。

逐步强化

在身体感到舒适的程度下开始锻炼。可能锻炼时走不了多远就得返回。但如果这是目前所能做到的，那就从这里开始。每次感觉到舒服一些，就可以增加走路的距离。

试着在一天中的不同时间锻炼，以寻找到感觉疼痛较轻、关节最不僵硬的那个时间段进行锻炼。

了解您的限度

将所做运动的种类和费力程度与关节状况联系起来。

减掉多余的体重

如果您的体重超过了健康体重，那您并不孤独。大多数美国人都属于这一类。严重超重对健康和关节都有重大影响。

如果超重，更有可能患上膝关节炎。这些额外的重量会加速关节软骨的破裂。其他关节，包括背部、臀部、脚踝、拇趾和手，也都可能被额外的重量损坏。

当然，许多因素都可能导致关节炎的进展。一个是遗传，另一个是关节损伤。随着时间的推移，关节也会磨损。超重会加速这个过程。

即使只减掉几公斤——例如，5%至10%的体重——都可以减少膝关节疼痛和残疾的发生概率。良好的营养和适当的运动是控制体重的关键。关于运动和营养的更多细节，见第十一章和第十二章。

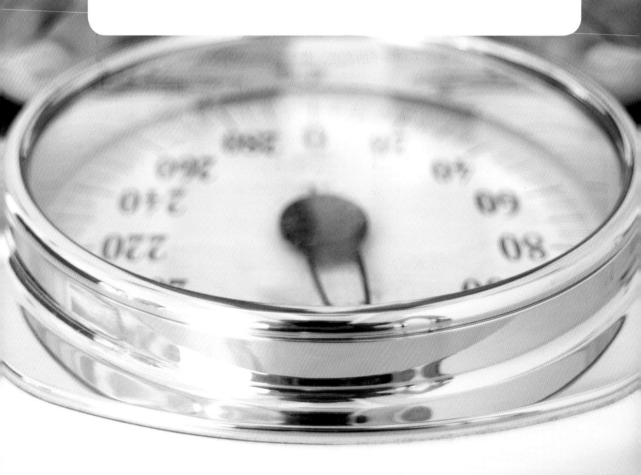

如果患有类风湿关节炎，应考虑所做活动对受累关节的磨损程度。一些非负重运动，比如游泳或固定单车，可能是最好的。如果受影响的关节不感到疼痛，而且某一特定的活动在运动期间或之后不会引起疼痛，那么可以继续进行下去。

如果某项运动会引起疼痛，应停止运动并考虑替换为另一种锻炼方式。比如，如果骑立式固定单车似乎会加重臀部疼痛，那么试试改骑一辆卧式固定单车。

如果患有髋关节或膝关节骨关节炎，而受影响关节的骨和软骨没有磨损，那么需要做低强度的活动，比如走路。但如果关节的骨和软骨被严重磨损，则走路可能会造成更多的损伤，非负重活动可能是更好的选择。

在第十一章将更详细地讨论如何建立一个适合自身需求的个人锻炼计划。

优化安排

计划好每日的锻炼安排是减少关节压力的好方法。首先，确定任务的优先次序。在疲劳或过度劳累之前先完成重要的工作。需了解哪些任务耗费最大的努力，在这些任务上可能需要帮助。

整理工作区。调整桌子和椅子的高度，使其达到您可以舒适地坐着，而不需要拉伸或被拉伤的高度。保持经常使用的工具和用品在伸手可及的距离内，以尽量减少起身坐下或费力够东西的次数。

如果需要经常站立，要确保穿的鞋子合适，以提供坚实的支撑。使用长手柄的工具，如簸箕或花园铲子，来完成需要弯腰的任务。尽可能地使用轮式手推车或带轮的篮子来移动包袋、箱子和设备。

重视疼痛

学会区分关节炎和过度使用关节所带来的疼痛之间的区别，比如过度锻炼或过于用力。

调整活动程度或工作方法以避免过度的疼痛。当关节疼痛肿胀时，更有可能损坏关节。不要过度锻炼脆弱、受伤或严重发炎的关节。

如果疼痛已经改变了呼吸模式——在疼痛时可能会屏住呼吸或呼吸比正常情况下更快，那么这种疼痛就被认为是过度的。过度疼痛是指当停止活动时，让人无法分心也不会消退的疼痛。

如果运动后疼痛加重，并且持续超过一两个小时，或者一天比一天频率更高，那么很可能是做了太多的活动或者不适当的运动。

休息

这个观点可能会让人感到困惑：一方面，我们告诉大家要多运动；另一方面，又建议大家应该经常休息。

事实上，需要保持一个微妙的平衡。有时，需要休息来恢复身体能量。而其他时候，需要锻炼来保持力量和适当的灵活性。

休息分为两种：关节休息和全身休息。保证两者兼顾是重要的。

关节休息。使用受关节炎影响的关节有助于维持其健康。即使如此，在用力使用一段时间后，关节也很容易疲劳、肿胀或疼痛。当关节周围的肌肉感到疲劳时，通常是让自己坐下来休息的信号。

如果关节受伤或严重发炎，则需要给它恢复的时间。可能需要用夹板保持固定。当炎症消退时，移除夹板，关节也会逐渐重新活动。

全身休息。如果有关节炎，特别是类风湿关节炎，那么保持一个休息良好的身体是每天都要达到的重要目标。类风湿关节炎会使身体特别容易疲劳。关节疼痛会导致失眠或睡眠质量低下。疼痛可能会让人经常改变姿势以减轻受累关节的负重。

与关节炎相关的疲劳是一种深层次的疲劳。它会让您所做的每件事看起来都是一次巨大的努力，这几乎让人感到无助。

当自身筋疲力尽的时候，可能不想做任何运动。但如果不参加足够的体育活动，肌肉只会变得更弱，会发现开始体育锻炼变得更为困难。

又或者，可能会不管身体是否不适，都一直坚持到一项工作完成，这也不是最佳的策略。当不间断地过度运动时，会使肌肉和关节紧张，并有受伤的危险。

关键的一点：在太累之前休息一下。自己调整节奏。不要在疲惫时工作。如果患有关节炎症（或炎症加剧），需要安排更多的时间来休息。

可将任何运动或工作都划分在短时间段内去做，经常休息。在体力活动期间，计划每小时休息10分钟。表面上，这种做法听起来可能不具有连贯性，但其确实有效。

　　每天寻找合适的时候，找一个舒适的位置，放松一段时间。安乐椅、沙发、床或停放的汽车里的躺椅，都是不错的选择。不需要睡着，只需要让身体休息一下。

　　到了该入寝的时间，就按时去睡觉。避免看电视或看书的诱惑。夜晚良好的睡眠可以让关节得到所需的休息，也可以帮助身体恢复能量，使自己能更有效地应对疼痛。

　　如果患有类风湿关节炎，设定一个每晚睡8到9个小时的目标。如果有睡眠障碍，请及时与医生交谈并寻求帮助。当睡眠障碍被治愈时，疲劳通常会得到改善。

日常任务的辅助设备

　　遵守关节保护的基本原则有助于延长关节的寿命。但即使尽最大努力减少磨损，这些措施也可能还是不够的。这时可能会寻求辅助设备的帮助——这些设备和技术可以用来帮助自己完成日常任务。

　　例如，疼痛的膝关节可能需要支架支撑——这就是一种辅助装置。或者可以选择使用拐杖来协助走路。如果手的活动受关节炎的影响，可以在牙刷把手或钢笔上添加特殊的握把，让自己安全地握住它们。

　　那么如何知道要找什么样的辅助设备，什么时候买，怎样使用呢？这通常是医护人员进行深入评估得到结果，其中可能包括医生、理疗师、职业治疗师和许多其他专家。他们会根据患者在日常生活中的工作能力大小来评估他的状况，并根据个人需求和技能为患者配置一个特定的设备。

　　医护人员团队还会为患者提供设备维护和使用方面的专业培训。他们还会跟踪、评估设备对患者的帮助效果有多大，并随着状况变化进行调整。

　　人们有时会抗拒使用辅助设备，拒绝相信自己需要任何帮助，或者认为使用特殊设备是一种投降的表现。有些人认为使用拐杖这样的辅助设备会使他们看起来很老，或者认为使用它们会导致身体丧失功能。

　　但实际上，辅助设备会使得自己更加独立，使用辅助设备在自我管理关节炎的过程中扮演着重要的角色。可以这样想：很多人会不假思索地驾驶汽车穿过城镇，而这辆车本质上也是一种辅助装置。它使人更容易从一个地方到另一个地方，快速而舒适。

善待您的关节

保护关节的一个重要原则就是避免使您病情恶化的情况——加剧炎症和关节磨损。但如何把这个建议付诸实践呢？试试以下建议：

·当您写作时，保持姿势良好，光线充足。经常放松您的手、拉伸脖子。使用笔管更粗或有特殊握力的笔。尼龙笔或滚珠笔比铅笔和圆珠笔所需压力小。

·在家里的门上安装杠杆式手柄，而不是旋钮式开关。

·在搬运草坪用品或杂货以及做其他家务时，使用小推车运输重物，并且避免绕远路。

·旅行时，使用内置滚轮的行李箱。

·进行活动时，尽可能坐着而不是站着。

辅助设备只是达到目标的一种手段。它们使人更容易、更安全地进行许多日常活动，例如打开一个密封的罐子或是洗澡，而并不会使病情恶化。

医疗单位以及许多药店提供各式各样实用、可负担得起的辅助设备。有时候，需要一点点创造力。例如，可以使用泡沫塑料管，来制造适合各种手持工具和器皿的套筒，使它们更容易手持，泡沫塑料也减少了振动。

以下是选择和使用一些可用的辅助设备的技巧。

手持工具

如果手上患关节炎，不要紧握拳头或紧紧捏住物体。例如，大多数铅笔和钢笔的抓握面都很窄，迫使人紧紧地抓住它们。这种姿势会给手指、拇指和手腕关节带来痛苦的压力。一个放松的姿势是让手指和拇指不要握紧。因此，要寻找抓握面直径较宽的工具。

仪表和个人卫生

如果您的活动范围有限，可以选择长柄刷和梳子。像长柄的海绵刷子这样的沐浴辅助工具可以帮助人以较少的努力和痛苦照顾到身体的各个部位。使用电动牙刷或带有特殊设计手柄的牙刷。试着使用带有泡沫橡胶把手的镜子，以便更容易地抓持。浴缸长凳、扶手杆和马桶座圈提升装置可以为个人卫生提供更大的舒适度、安全度和独立度。

穿戴

如果难以够到自己的脚，找一个有延伸柄的鞋拔，或找一个帮助穿袜而不用弯腰的工具。

使用特殊的工具，帮助自己安全地抓住纽扣和拉链。在袖口上用弹力织物粘扣代替纽扣，或者用松紧线缝制纽扣，当手从袖子里穿过时，扣子就会伸展开来。

如果活动范围有限，着装便成了一项挑战，那么可以选择裹身式裙子或弹力裤。为了方便起见，可使用领带夹，或搭配一条普通领带，把结系好，然后再把领带圈从头上戴进去。

在厨房

安排好工作区域。确保经常使用的物品放在容易够到的范围内，将经常使用的炊具和餐具存放在橱柜中与肩同高的位置上，很少使用的物品可以存放在不太方便的地方。

单杠杆水龙头可以减少许多水槽的工作对手指关节的负担。操作电动开罐器比手动开罐器对关节的压力小。使用一个可以安全地安装在厨房

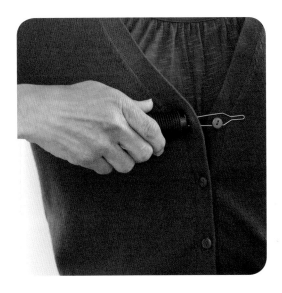

图10-1 纽扣钩可以帮助您抓住并扣牢衣服上的纽扣，而不需用手指紧紧地捏住扣子

橱柜或台面下的开罐器。

如果很难用手打开冰箱门，试着用皮带穿过门把手，然后将手臂穿过皮带把门拉开。

电动刀可以简化日常的切割和修剪工作。在切食物的时候，用小小的凸起的钉把食物固定在砧板适当的位置上。如果使用的不是电动刀，买一个L形的大直径的垂直手柄的刀，像握住匕首的姿势，用锯的方式切割，这样就不用施加太大的压力（见图10-2）。

在杂货店，选择不需要切片切块的半成品的食品，比如坚果碎。这可能会花费较多钱，但会节省时间和精力。

做家务

清洁时，使用长柄拖把、簸箕和扫帚，用长而流畅的动作清扫。使用长柄工具时，做出摇动的动作。即向前行进时，将身体重心移到前脚上，然后在向后行进时将重心移到后脚。

为了避免繁重的工作，水桶只装半桶。用一块结实的海绵清洗窗户，这样就可以张开手握住海绵。跪在浴缸的一边，保持平衡的姿势，用长柄刷子擦洗另一边。将清洁用品分别储存在每一层，并且在容易够到的范围内，这样就不需要到处移动它们。

定期洗衣服，避免重物堆积。在洗衣机附近放置一张适宜高度的桌子，以便分类和折叠衣物。如果有前置式洗衣机或烘干机，就把它垫高一些，以便更容易使用。通过避免不必要的扭曲或弯腰来保护背部。

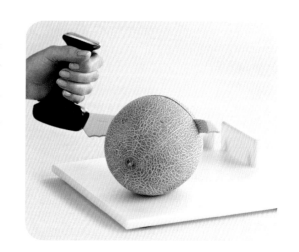

图10-2 一个L形的刀可以让手和手腕保持一个更中立的位置，避免像使用传统刀那样紧握

在商店里

对于某些任务，除了使用手动工具之外别无选择，但手动工具可能

需要抓取、推拉或举起。但通常，有一些力量可以使关节被施加的压力比手动工具少。例如，使用电动钉或螺丝刀可能对关节来说更容易。条件允许的情况下，尽量寻找重量较轻的工具，也能减少关节压力。

移动的辅助设备

无论是在室内还是室外，像支架、拐杖和助行架这样的设备可以帮助您安全地走动，保持身体平衡。它们提供了一种更独立的生活方式，让人能够完成许多原本需要帮助的任务。同时，这些设备可以为疼痛的关节提供额外的支持、稳定性和保护。

使用支架

如果膝关节有骨关节炎，那么戴上支架可以减轻疼痛。它也可以帮助纠正任何轻微的关节对接不齐，这对病情有所帮助。轻中度骨关节炎的痛苦症状在很多情况下都能得到改善。

支架环绕关节，帮助减轻受影响部位的压力，减轻疼痛和肿胀。任何支架，特别是膝关节支架，都应该适当地安装。为了获得身体健康，与护理团队合作是很重要的。根据支架的类型，可以为疼痛问题提供一个长期的解决方案。

使用拐杖

根据您的高度和抓力适当调整后，拐杖会大大提高平衡性和机动性。相反，一根不太合适的拐杖会使人失去平衡，使脚下不稳定，并且增加关节炎的症状。

一个常见的错误是选择一根过长的拐杖。这会把身体的一侧向上推，从而使肩关节和手臂肌肉承受额外的压力。另外，一根过短的拐杖会使身体向前倾，从而给手腕施加额外的压力。

选择正确的样式

在购买拐杖时，不要把眼光仅放在外观上。一根与众不同的手杖可能会增添时髦度，但还有更重要的因素需要考虑。例如，轻的拐杖比重的更减轻负担。理疗师可以推荐一种最符合使用者需要的手杖，教使用者如何用它自然地行走。

考量长度

为了确定拐杖的适当长度，请穿着鞋站直，双臂垂放在身体两边，拐杖的高度应该等于从手腕处的折痕到地板的距离。当拄着拐杖站立时，肘部应该以一个舒适的角度弯曲，大约20至30度。

如果生活中可能会更换不同高度的高跟鞋走路，一定要有一个可调节的拐杖。不可调节手杖只有一个固定长度。

选择合适的手柄

选择手柄通常是个人喜好的问题。一个良好的手柄可以减轻关节上不必要的压力，而手部或手指上的麻木或疼痛可能意味着身体不适。

大直径的手柄通常更便于长时间地手握。当握住手柄时，确保手指和拇指不会重叠。如果手指在抓取时有困难，请向医生或理疗师寻求建议。

传统的弯柄手杖可能不是最好的选择，因为它不会使体重都集中在拐杖上。相反，可以考虑购买一个天鹅颈样的手柄，或者是一种夹在拐杖杆上的握杆。

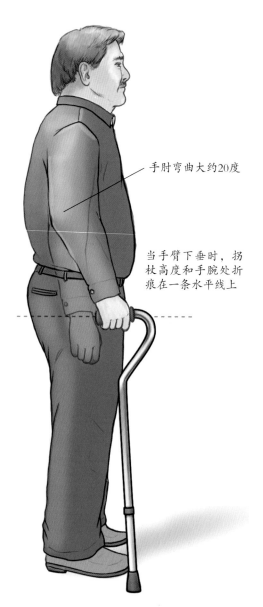

手肘弯曲大约20度

当手臂下垂时，拐杖高度和手腕处折痕在一条水平线上

图10-3　合适的拐杖十分重要。当手拄拐杖时，手肘弯曲的角度应该是20度至30度

检查拐杖尖端

手杖末端应该有一个柔软的橡胶端头来抓住地板。当使用手杖时，端头能提供牵引力和安全性。定期检查拐杖端头，大概一个月一次，保证在端头磨损变得光滑之前进行更换。

学会恰当的技巧

用虚弱的那条腿对侧的手握住拐杖。身体直立，目视前方，不要看向地板。抬起手杖并移动时使拐杖和虚弱的腿保持一致。当更强健的那侧腿向前移动时，把拐杖保持在原位。

尽量把更多的重量放在拐杖上，使步行舒适、平稳和流畅，不要把拐杖移动到身前太远。在不平整的地面上或在冰上或其他潮湿、光滑的表面行走时要小心。

上楼梯时，记得"强的先上"。用更强壮的腿做先导，然后在抬起拐杖移动的同时把弱的那条腿移到台阶上。

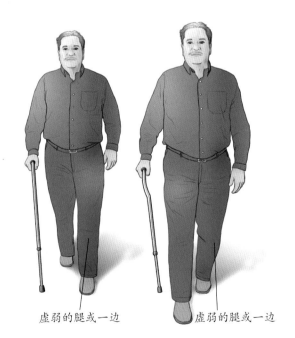

虚弱的腿或一边　　　　虚弱的腿或一边

图10-4　借助拐杖行走。如果您有一条腿虚弱，则用相反一侧的手拄着拐杖。移动拐杖时与受累的腿保持一致

　　下楼梯时，则是"弱的先下"。抬起拐杖移动的同时把虚弱的腿先从台阶上挪下来，再把强壮的腿降到台阶上去。无论向哪个方向走，使用楼梯时，如果有扶手，请用手握住扶手。

　　如果正在接受医疗保险，该保险将分担拐杖的费用。但是医生必须为拐杖开一张处方，表明它是"走路所必需的"。大多数健康保险公司也同样提供保险。

　　一旦获得了一根适合的手杖，并且已经使用了一段时间，则要判断这个辅助装置是帮助还是阻碍。如果已经从关节置换手术中完全康复了，就让拐杖退休——重新学会不借助拐杖走路。

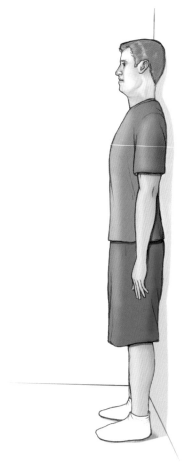

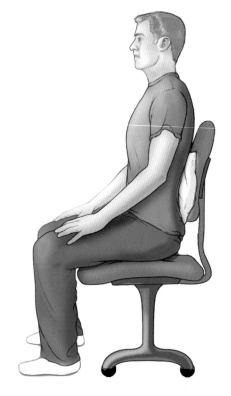

图10-6　良好的坐姿：
· 将两只脚平放在地板上，保持膝关节与臀部在同一水平线上；
· 坐着时背部紧靠椅背，如果需要的话，可以用小垫子或毛巾垫在背部和椅背之间；
· 保持上背部和脖子自然直立，下巴微收；
· 保持肩膀放松，不要耸肩、圆肩或者向后打开

图10-5　良好的站姿：
· 保持挺胸状态，肩膀向后并放松；
· 腹部轻缓地收紧，在正常呼吸和直视前方时保持此姿势；
· 双脚平行，使得体重平均分配在两只脚上；
· 膝关节挺直，不要弯曲或者紧锁

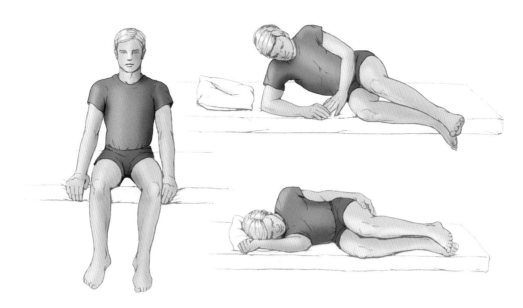

图10-7 正确躺到床上和坐起:
· 首先坐在床边,保证躺下的时候头部刚好够到枕头;
· 使用手臂作为支撑,缓慢地将身体放平到床上,同时将腿抬到床上,变成侧卧的姿势;
· 当从躺的姿势起身时,首先弯曲膝关节,然后转向床沿一侧。当脚从床沿放下时,借助手臂推动身体坐起来

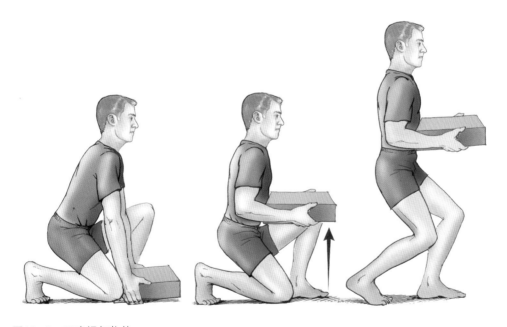

图10-8 正确提起物体:
· 保持背部挺直,双脚分开,呈站立姿势;
· 朝向物体降低身体。使用臀部和膝关节进行弯曲动作,不要弯曲腰部;
· 双手拿起物体,将其靠近身体;
· 保持膝关节弯曲,背部挺直,利用手臂和腿部肌肉力量搬起物体。背部的肌肉不要用力;
· 如果物体过重,请寻求他人的帮助

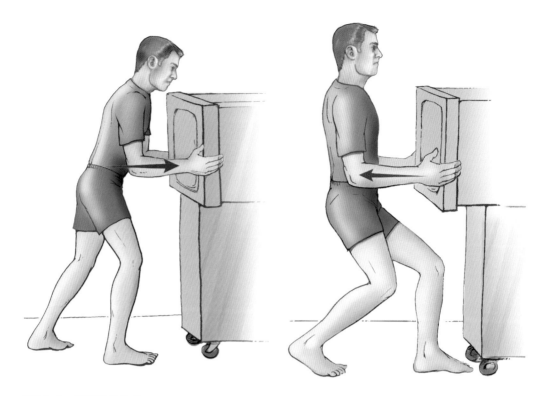

图10-9　正确推拉物体：

· 保持双脚分开，呈站立姿势；

· 保持背部挺直；

· 朝向物体的方向降低身体，从臀部和膝关节处弯曲，不要弯腰；

· 使用身体的重量帮助移动物体；

· 如果移动的物体过重，请寻求帮助

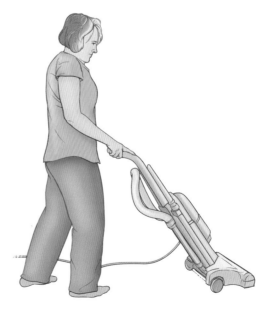

图10-10　正确使用长柄工具：

· 背部挺直，身体保持平衡；

· 进行前后摇摆的动作，将身体重心在前后脚之间切换；

· 移动手臂和腿部而不是移动背部；

· 推拉动作保持长而平缓，不要短促或抖动

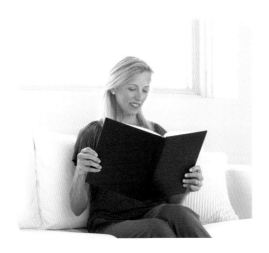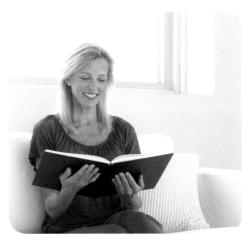

图10-11　拿书的错误和正确姿势：紧捏着书本（左图）会使手指关节紧张导致疼痛；而将书本舒适地放置在手掌上可以减轻痛苦（右图）

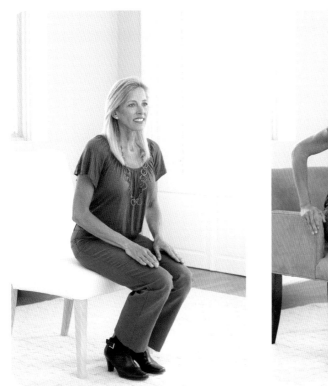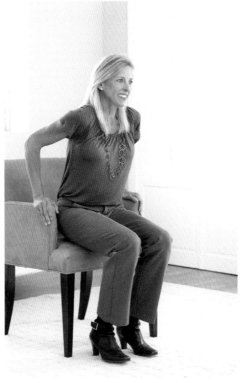

图10-12　从椅子上起身：从椅子起身站立时，将身体向椅子前部移动，不要将脚向前移动。保持双脚轻微分开，借助腿部力量站立起来。如果可能的话，起身的时候可以用手掌推按一下椅子的把手

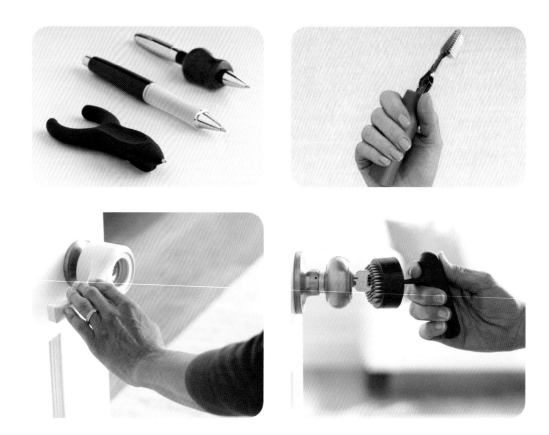

图10-13 支撑保护关节的设备：一些手持设备可以帮助更好地完成许多简单的任务。带有套筒的钢笔（左上）、牙刷（右上）和餐具，可以减少手指压力。紧握门把手对于手指关节很困难，而一个杠杆设备（左下）会使开门变得简单。一种特殊的旋转工具（右下）的特点是聚集可伸缩的金属针，可以贴合并固定烤箱旋钮或钥匙等

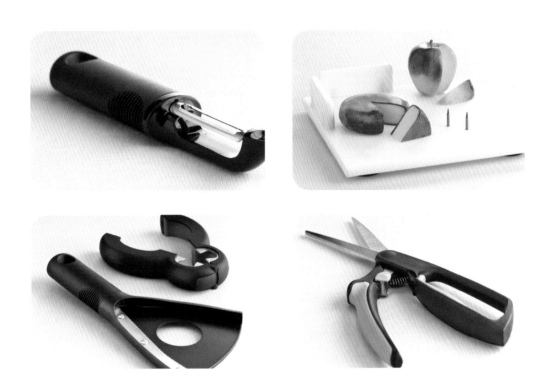

图10-14　有用的厨房工具：可以购买那些具有宽手柄的厨房用具，比如蔬菜削皮器（左上）。配备有凸起的钉子和挡板的砧板，以保证准备肉菜时的安全性，减少切菜时手固定的力气（右上）。当处理难以打开的罐头盖或瓶盖时，不同种类的开瓶工具可以减少其对手上关节的压力（左下）。弹簧剪能自动打开，可以减少四指和拇指关节的压力（右下）

第十一章

运动起来

您的关节僵硬，肿胀，疼痛。有时候，您站着、从椅子上起身或爬楼梯都很疼。那么锻炼岂不是更加重这些症状，让人感觉更糟吗？

其实，事实恰恰相反。患关节炎应该休息关节的观点已经过时了。现在，运动显然成为治疗骨关节炎和类风湿关节炎的良药。体育锻炼不仅安全，而且可以减少疼痛和僵硬，同时改善您的整体健康、情绪和生活质量。

此外，体育锻炼有助于避免由关节炎引起的关节力量和运动能力的丧失。运动起来可以帮助您完成日常任务并保持独立性。尽量在能力和状况允许的情况下多活动——理想情况为每周多数日子里至少每天运动30分钟。

如果您的活动比以前少了很多，那您并不孤独。许多患有关节炎的人都没有达到足够的活动量。另外，在记录关节炎患者的身体活动的研究中，大约一半的参与者没有被记录到在一周内持续10分钟或10分钟以上的中度或剧烈活动。

改善关节炎最好的计划包括有氧运动，以及肌肉强化练习和灵活性锻炼。如果您已经在做其中的一些运动，那就太好了！不管该运动是什么，使用本章中的技巧来建立当前的活动水平。

锻炼的益处

运动起来对每个人都有好处。它能促进睡眠、提高注意力、集中精力和改善情绪。规律的锻炼还有助于控制血压和胆固醇，并可能降低患心脏病、中风、糖尿病和抑郁症等多种疾病的风险。运动对于关节炎还有其他好处。经常进行体育锻

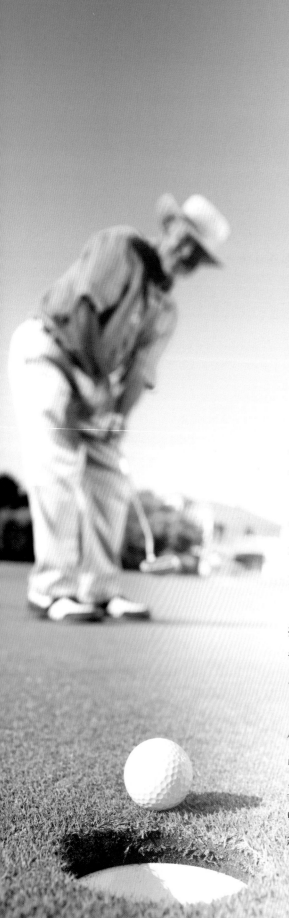

炼可以：

缓解疼痛和僵硬，增强体力。规律的锻炼可以战胜关节炎最常见的两个问题——疼痛和缺乏体力。研究表明，适度强度的有氧运动和增肌运动可以减少疼痛和早晨的关节僵硬。运动可以改善平衡力，增强耐力，还可以减轻炎症。

保护骨头和关节。在一段相对较短的时间内，经常锻炼可以加强关节周围的肌肉。这有助于稳固薄弱的关节，增加灵活性。强壮了的肌肉甚至可以帮助补偿软骨的损失，并能扩大运动范围。

从长远来看，运动可以帮助减缓骨质流失导致的骨质疏松症，骨质疏松症会让骨骼变得薄而脆弱，容易骨折。体育锻炼有助于维持骨密度，抵消随着年龄增长而自然发生的骨质流失。锻炼也有助于改善体态和平衡力。

控制体重。结合健康的饮食选择，规律的锻炼可以帮助控制体重。合理的体重对身体健康有很多好处，并且对关节至关重要。超重会增加负重关节的压力，从而加重疼痛、僵硬和炎症。

减轻或延迟残疾。规律的锻炼是力量和敏捷的源泉，可以提高完成日常活动的能力，比如背着购物袋、从车里出来。较好的身体功能有助于保持独立性和生活质量。

锻炼可能会改善一些关节炎患者存在的工作时的限制。在一项对关节炎患者的工作的研究中，为期6周的步行项目的参与者感受到了他们工作的许多方面的显著改善。他们报告说，在集中注意力、蜷缩或弯曲、以不舒服的姿势工作、移动物体和长时间站立方面遇到的困难变少了。

不必花费数小时的辛勤工作和汗水来获得这些健康方面的获益。任何锻炼都比没有锻炼好。运动越活跃，对自身的帮助就越大。

如何开始

如果您已经有一段时间没有运动了，那么开始一个锻炼计划可能是个挑战。刚开始锻炼时可能会感到疼痛和僵硬，可能担心会伤害到自己，可能没有很大的自信心。

幸运的是，如果您不喜欢的话，不需要太多的健身设备，也不必在健身房花很多时间。医疗团队可以帮助制订一个简单的计划，以满足个人的需要、兴趣和能力。

对自己要有耐心。也许第一次锻炼并不容易，但请试着坚持下去。对于许多关节炎患者来说，建立一套锻炼日程并看到健康方面的获益需要6到8周。有了下面的指导原则，就可以开始运动了。

与医生谈谈

在开始或改变锻炼计划之前，先和医生讨论一下计划。医生可以根据患者的能力和症状推荐具体的锻炼方式并提出注意事项。医生也可能建议患者去拜访理疗师或职业治疗师。这些专业人员接受过培训，可以帮助人们找到有效的行动方法。一位曾经成功治疗过关节炎患者的治疗师可能会很有帮助。他可以教患者如何修正锻炼方式，使它们更好地发挥作用。

准备您的装备

选择自己感兴趣的运动和合适的装备。如果计划在陆地上锻炼（而不是在游泳池里），最重要的装备是一双适合所做运动的舒适的、支持性好的运动鞋。寻找脚趾有足够容纳空间的鞋子，尤其是当有关节畸形，如拇囊炎或锤状脚趾时。然后检查鞋底，要一个厚厚的、有支撑性的鞋底来缓冲震荡。有些患关节炎的人更适合用鞋垫。在鞋子磨损引起脚痛之前，一定要更换鞋子——大约每800千米一次。

根据个人喜欢的活动不同，还能够受益于专门的装备，例如一辆卧式固定单车或高尔夫球杆专用手柄。不过，不需要花很多钱在昂贵的装备上。行走是免费的，是治疗关节炎最好的运动之一。

在每天最合适的时间锻炼

一般来说，无论何时锻炼都可以。早上第一件事就是试着用锻炼来放松肌肉。避免饭后立刻锻炼。另外要记住，睡前5到6小时进行适当的锻炼可以帮助睡得更好，并且使您在早上感觉不那么僵硬。

缓慢开始并注意身体力学

有些关节炎患者如果能迈出一两步，都会感到高兴，而有些人可以轻松地走几千米。无论身在何处，都要开始锻炼，并逐渐建立起来习惯。目标可能不同于其他患有关节炎的人。

提高运动水平

开始锻炼时进行低强度的活动并适应，然后再尝试更高强度的运动，慢慢地按此顺序提高运动水平。

频率：指每周进行锻炼的天数。

持久度：指每段运动的持续时间。

强度：运动耗力的多少。

当准备好的时候，间歇训练是增加锻炼强度的好方法。这种技巧包括高强度短爆发活动和低强度活动周期的交替。例如，可以选择以悠闲的节奏行走几分钟，然后快速行走。如果您是游泳，试着交替游几个快圈和几个慢圈。每段时间间隔过后只需高出一两个强度，持续时间仅为30秒。在一段时间后逐渐建立高出三至五个强度的间隔期。也可以逐步增加高强度的持续时间，每个增加1到2分钟。

如果有一段时间没有运动，那么刚开始时一次步行5到10分钟就可以了。随着身体变得更加健康，便可增加走路的频率、持续时间和强度。逐步建立锻炼日程，让身体有足够的时间去适应每一个新的水平，然后再增加运动。因为患有关节炎，所以可能需要3到4周来调整。

坚持管理目标。也许一开始每天只能走1分钟，但是，如果每周增加1分钟，在1年之后，将每天步行近1小时。

记住，身体力学和运动中的姿势是非常重要的。不正确的姿势或身体力学问题会使关节更疼痛或引起肿胀。有些姿势可能会对某些关节造成压力。医生或理疗师可以告诉患者如何适应标准的锻炼，使患者感到舒适。

调整，调整，再调整

关节炎的症状每天都会有所不同。在某些日子里，会感觉很好——仿佛可以一直行走或游泳。但在其他的日子里，可能想放弃常规锻炼，这是因为感到很疼痛和僵硬，并因为疲劳而精力不足。

在那些困难的日子里，试着调整运动，尽可能地保持活跃。如果几天不活动，就很难恢复锻炼日程。所以最好修改计划而不是完全跳过它们。例如：

·如果不喜欢每天30分钟的行走，可以尝试将其修改为一天中间断行走累计30分钟。

·如果在坚硬的地面上行走很痛苦，可以尝试改骑自行车或在游泳池里运动。

·如果遗漏了散步，仍然可以进行灵活性锻炼。

·请记住，任何锻炼都胜于没有锻炼。

知道何时慢下来

当患关节炎时，仔细感知身体是很重要的。通过反复试验，会了解到多大的锻炼力度是过大的。注意每一次锻炼间隔前后的感觉——感觉是没有变化还是更好？两小时或者两天后的感觉如何？

在锻炼期间和锻炼后，在关节和周围的肌肉中感到一些新的疼痛是很正常的，尤其是在新的锻炼计划开始的前4到6周。而如果运动后关节疼痛加剧了关节炎，或经历了新增的持续两小时以上的疼痛，则可能需要放慢一些，调整锻炼日程。

何时联系您的医生

逐步地进行新的体育锻炼，留心警示信号。如果您经历以下情况，请联系您的医生：

感受到强烈、尖锐或持久的疼痛；

使您行走蹒跚的疼痛；

尽管休息、服药或热敷冰敷仍然持续一段时间的疼痛；

关节非常肿胀、红肿、发热。

如果您遇到以下情况请立即寻求医疗救助：

胸痛；

严重的呼吸短促；

眼花、头晕；

恶心；

手臂或腿变色。

可以先处理急性症状——可能需要休息一下，并根据需要服用非处方的止痛药。

在下一次运动的时候，把运动分成更小的部分，或者减少重复的强度或次数，同时考量身体力学，是否在以一种加重病情的方式进行一项活动？

为了减轻疼痛，确保使用的是良好的设备和正确的姿势。试着改变活动以降低对关节的影响。

每次运动时，一定要确保做适当的热身和冷身运动。运动开始前，可以洗淋浴、泡热水澡或通过热敷、按摩来温暖肌肉，只是不要对已经发炎的关节施加热量。每一次锻炼结束时，以缓慢、轻柔的动作结束。运动完成后，在受影响的关节处热敷或冰敷10至15分钟可能会有所帮助。

如果您没有定期服用抗炎药物，并且热敷和冷敷都不能减轻疼痛，您可以尝试在运动前1小时左右服用阿司匹林、布洛芬（阿德维尔、莫特林IB或其他）或对乙酰氨基酚，以限制肿胀并减轻疼痛。但注意不要混服药物，避免过度用药，因为这可能会掩盖警告您停止运动的疼痛感。

如果已正在服用日常药物治疗关节炎疼痛，并且不知道无痛的时候如何锻炼，可能需要理疗师的帮助，他可以帮助制订一个最适合的锻炼计划。

如果运动引起了剧烈的抽筋或肌肉疼痛，那么轻轻地按摩和拉伸肌肉，直到疼痛消退。不要锻炼疼痛的、受伤的或严重红肿的关节。

大多数患关节炎的人都可以安全地运动。不必在第一次出现不适症状时就放弃锻炼。如果必要的话可以调整日程，返回之前的低强度训练。但要专注于目标，定期有规律地活动。

每周锻炼

为了缓解症状，保持受影响关节的力量和活动范围，需要制订一个全面的运动计划。

刚开始可能只不过是绕着街区走一圈，但最终，应该在每周锻炼日程中包括以下几个部分：

有氧运动

大多数情况下每天至少运动30分钟（每周150分钟中等强度的有氧运动）。

力量训练和平衡训练

每周至少3天，注意不要连续两天锻炼同一组肌肉。

灵活性训练

每天15分钟。

即使不总是能达到这些锻炼目标，也应该尽最大可能运动起来。根据关节炎症状，每周更改运动水平也是可以的。

有氧运动

做有氧运动时，会反复地运动手臂、腿部和臀部的大块肌肉。会呼吸得更快、更深，这会使血液中的氧气含量最大化。心脏会跳动得更快，这会加快血液流向肌肉的速度。

为了将健康方面的获益最大化，政府相关部门建议大多数成年人每周至少进行150分钟中等强度的有氧运动。如果关节炎情况允许的话，就以此为目标。如果条件不允许，要尽可能地做更多的运动。

定期有氧运动对关节炎既有短期益处也有长期益处。它可以减轻疼痛和关节压痛，同时提高代谢能力和活动能力。有氧运动对于燃烧热量和控制体重也很重要。

有研究调查了各种有氧运动的好处，如步行、跑步、骑自行车、水上运动和有氧舞蹈，这些活动对于缓解关节炎症状没有明显的优劣，所以尽可能选择自己最喜欢的运动。

专注于那些对关节友好的活动，这些运动不会扭伤或撞击关节。有些患关节炎的人能够忍受高强度的活动，如慢跑、篮球、网球或健美操课，但这些活动可能会加重症状。如果才刚开始，就坚持那些使得关节轻松的活动，比如散步、骑自行车、水上锻炼或跳舞。如果可以的话，使用椭圆机（踏步机）和固定单车也是不错的选择。

无论选择什么运动，都要留出时间通过温和的运动锻炼来热身。以缓慢稳定的节奏开始，不要乱蹦或弹跳。运动时请保持良好的姿势。

尽可能舒适地运动，将节奏保持在轻度心跳加速、呼吸加快 —— 但仍然可以继续和人交谈的程度。在每次锻炼最后5到10分钟，放慢速度，让肌肉和心率恢复正常。

要达到推荐的有氧运动目标，需要在锻炼方式和时间上有所创新。在看电视的时候，可以在跑步机上走步或者骑静止自行车锻炼。饭后和家人散步一小段时间。把锻炼安排到工作日中去，就像安排一个重要的约会一样。

虽然持久的、连续的锻炼可能带来的好处最大，但不需要一次做完所有的锻炼。如果需要，可以将活动分解为较小的时段。

正如本章前面提到的，开始任何有氧运动计划都要逐步、慢慢增加锻炼强度和时长。试着每周5天进行每天至少30分钟的有氧运动，一段时期或每周增加1到2分钟。

如果对当前的活动水平感到满意，并且想要进行额外的挑战，那么逐步增加到每周5天每天45或60分钟运动。这种活动水平会提供更多的健康方面的获益。可以使用运动日志来跟踪进度。

力量训练和平衡训练

运动计划的另一个组成部分是每周至少3天做肌肉强健或平衡练习。开始时总是先要热身，可以做5到10分钟的拉伸运动或温和的有氧运动。确保不要连续两天锻炼同一组肌肉。在加强训练之间休息一整天，休息每一组肌肉——四头肌、二头肌、腿后肌。

选择一种混合的运动来练习力量和平衡。一些活动——比如瑜伽和下蹲——对于力量和平衡训练都有好处，其他的活动则在力量或平衡方面更有针对性。

力量训练。当肌肉变得强壮时，它们会为关节提供更好的支撑。强壮的肌肉也可以减轻疼痛关节的一些压力，有助于改善关节的整体功能。那些经常进行力量训练的关节炎患者疼痛和僵硬程度较低，生活质量也更好。

力量训练通常是借助负重物或举重器械来完成的。力量训练也可以在客厅里进行，可使用便宜的、轻质的臂力棒——甚至是储藏室里的罐头食品。甚至可以用自己的体重做阻力。等距练习不涉及身体的移动，对关节炎患者尤其有益。和医疗团队商议最适合您关节和症状的力量训练。

平衡训练。太极拳、瑜伽、普拉提、倒着行走、侧身行走和单脚站立，都是平衡练习的好例子。这些活动可以改善姿势、平衡感、关节位置感、核心强度以及协调能力。有些运动还可以减压和放松身心。

如果担心摔倒或者因为年龄、病史或关节炎症状而有摔倒的危险，那么平衡练习就显得尤为重要。如果患有膝关节炎，可能会导致肌肉无力，这会增加摔倒的风险。

许多小组课程包括一些平衡练习，或者可以在家刷牙的同时做平衡练习。例如，可以在浴室柜前做臀部练习。牙医通常建议刷牙2分钟——如果每天刷牙3次，那就相当于每天可以做6分钟的平衡练习。

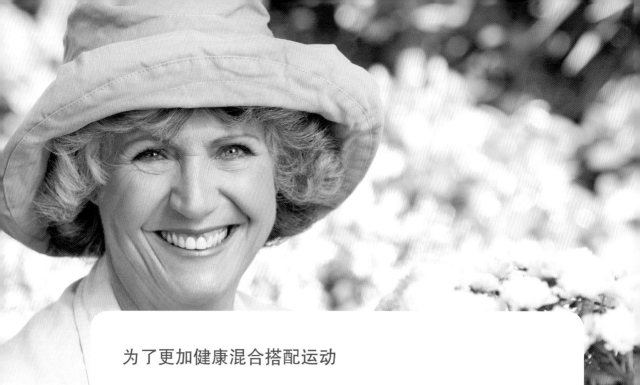

为了更加健康混合搭配运动

　　大多数日子试着每天运动至少30分钟。即使是间隔3次的10分钟锻炼也能累积燃烧许多热量。

运动种类	10分钟锻炼燃烧的热量（单位：千卡）
交际舞	37
骑自行车（大于每小时16千米）	49
打保龄球	37
钓鱼	43
园艺	46
高尔夫（参加俱乐部）	52
轻度家务，比如扫除	28
戴游泳圈缓慢游泳	43
游泳，踩水	71
散步（大于每小时3千米）	24
步行锻炼，步伐轻快	52
瑜伽	30

　　*热量基于70千克体重的个体计算。如果您的体重低于70千克，燃烧相同量的热量您需要花费更多的时间；如果您体重高于70千克，燃烧的热量会更多。

灵活性训练

灵活性训练是好的关节炎运动计划的核心。这些拉伸和移动练习可以抵消关节炎在主要关节和脊柱引起的僵硬。每天进行这些锻炼可以帮助保持或提高受累关节和周围肌肉的灵活性，有助于减少受伤的风险，改善正常关节的功能，使得日常活动和其他形式的锻炼更加容易。

每天至少选择一次规律的时间训练柔韧度——对一些人来说，晚上做这些锻炼会减轻第二天早晨关节的僵硬程度。每天做一次或两次灵活性练习，每次重复5到10次，才能保持运动范围和灵活度。

如果想增加关节的运动范围和柔韧度，但关节已经不能移动或僵硬紧张，可能需要更多次的重复或更多的每日锻炼。如果需要帮助，可以找医生或理疗师谈谈。

一举一动都很重要

利用机会起身，整天到处走动——这样就增多了日常活动。清理垃圾、清洁、购物、吸尘、整理床铺和修剪草坪，都会带来健康方面的获益。但是，把这些活动看作对常规锻炼的补充，而不是替代。还有，别忘了保持这些活动和休息之间的平衡。

可以通过增加日常工作中的体力活动来提高运动总量。把车停得离目的地远一点，多行走一段路。或者遛狗时走得远过街区。

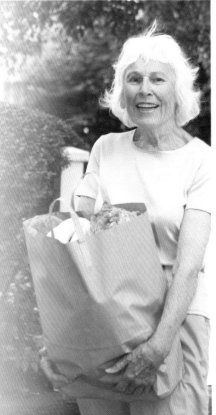

锻炼指导

健康护理团队可以帮助确认哪些运动对关节炎有益。可以从以下几页提到的一些运动中获益。

力量和平衡训练

以下的这些力量训练普遍推荐关节炎患者进行。其中的一些运动也可以提高平衡力。

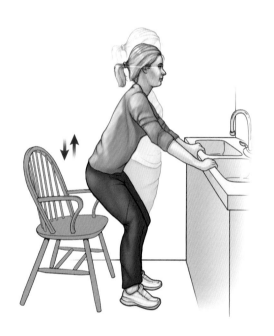

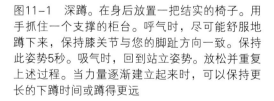

图11-1　深蹲。在身后放置一把结实的椅子。用手抓住一个支撑的柜台。呼气时，尽可能舒服地蹲下来，保持膝关节与您的脚趾方向一致。保持此姿势5秒。吸气时，回到站立姿势。放松并重复上述过程。当力量逐渐建立起来时，可以保持更长的下蹲时间或蹲得更远

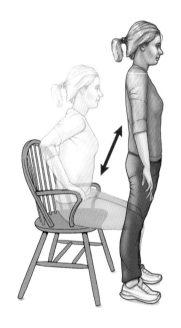

图11-2　坐下站起。坐在结实的有扶手的椅子上。保持脊柱挺直，不要借用手臂或手的帮助，从椅子上起身。在移动时，膝关节置于脚趾的正上方。放松并且重复。如果腿比较虚弱，可能需要手臂或手的帮助来把身体推起来。如果这会给手、手腕和肘部带来疼痛，可忽略这个练习

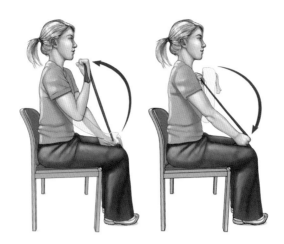

图11-3　增强肱二头肌与肱三头肌。手持一条阻力带坐在固定的椅子上。两只手分别握住带子的两端，将手掌朝上、手臂伸直放在膝关节上。如图中所示，向上拉起一只手臂，然后缓慢地回复到开始的位置。另一只手接着重复同样的动作。两只手分别握住阻力带的两端，双手都保持在肩部高度，拇指向上，肘部弯曲。向着膝关节的方向伸直一只手臂，保持肘部朝向外侧边。慢慢地回复到起始位置，另一只手重复相同动作

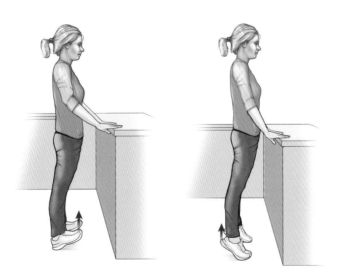

图11-4　踮脚尖与踮脚跟。双脚与胯同宽站立。双手抓住柜子作为支撑。稳住脚跟，踮起脚尖，能踮多高踮多高。然后放下脚尖，重复以上过程。双脚与胯同宽站立。双手抓住柜子作为支撑。稳住脚尖，踮起脚跟，能踮多高踮多高。然后放下脚跟，重复以上过程

灵活性锻炼

　　以下提到的练习是一个例子，可以做许多不同的拉伸运动，以提高疼痛关节的灵活性和运动范围。根据医生、理疗师或职业治疗师的建议，在日常锻炼中加入拉伸运动，以满足特殊需求。

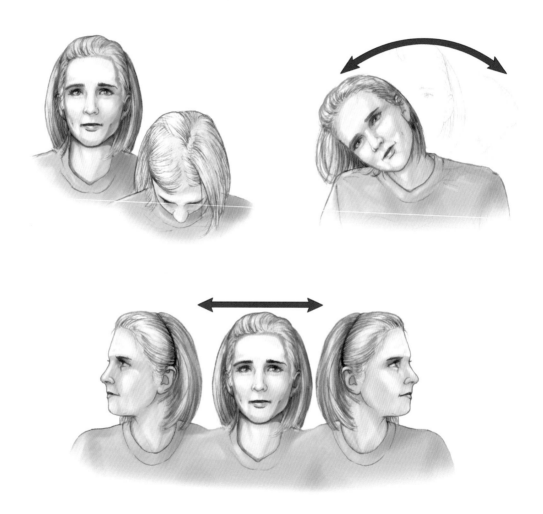

图11-5　拉伸脖颈。将下巴伸向前下方胸部方向（左上图）。接下来，把耳朵朝着一个肩膀的方向倾斜，然后朝另一个肩膀倾斜，但不抬高肩膀（右上图）。最后，把脸向左转，保持脖子、肩膀和脊柱笔直，然后把脸转向右方（下图）

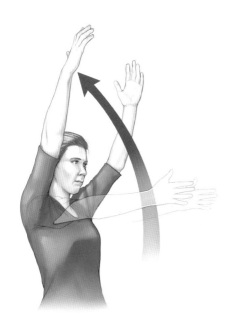

图11-6　举臂过头。双臂与胸同高向前伸直站立。轻轻地将手臂举过头顶。然后把它们放回起始位置。放松并重复

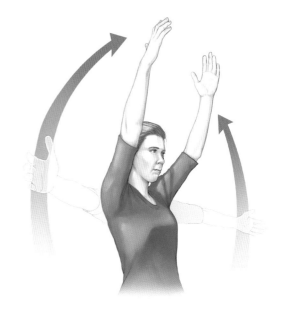

图11-7　身侧举臂过头。双臂与胸同高向两侧伸直站立，手掌朝前。轻轻地将手臂举过头顶。然后放低到起始位置。放松并重复

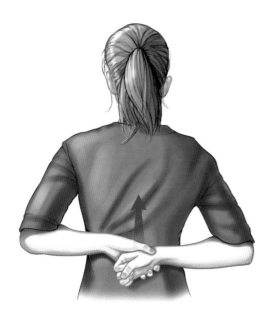

图11-8　后背拉伸。一只手在背部抓住另一只手的手腕。轻缓地抬升手臂直到感到背部受到拉伸。放松并重复。然后更换手臂

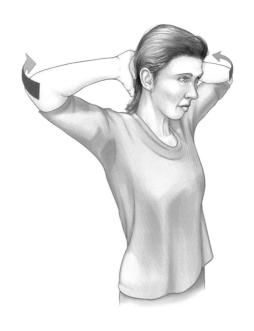

图11-9　肩部挤压。将双手抬至头后。通过将手肘打开来挤压肩胛骨。短暂保持，然后放松并重复

手部锻炼

手部和手指许多小关节的关节炎会导致疼痛和畸形。锻炼可以帮助保持它们的力量、灵活性和运动范围。以下是每天可以进行的八种手部锻炼。

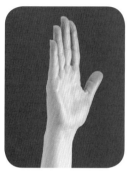 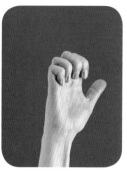

图11-10 弯曲指关节。把手掌和手指伸直，手指紧紧地并在一起。弯曲手指的末端和中间关节。保持指关节伸直。慢慢地把手指回复到起始位置。重复多次之后换另一只手

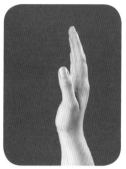 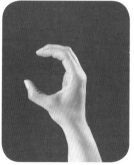

图11-11 稳固拇指。伸直手掌和手指，手指紧紧并拢。轻缓地将手指弯成C形。然后缓慢把手指回复到起始位置，重复并换手

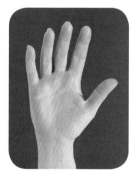 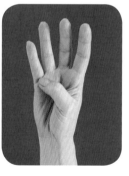

图11-12 拉伸拇指。手指伸直，手部保持放松的姿势。将大拇指向手掌方向弯曲，倾斜到接触小拇指的根部。如果够不到的话，尽可能地拉伸即可。然后将拇指回复到起始位置，重复并换手

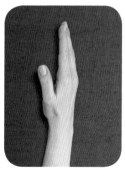 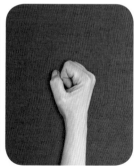

图11-13 握拳。手指伸直并拢，将手腕、手放在桌面上。轻轻握拳，用拇指包裹在四指的外部。不要使劲。然后缓慢把手指回复到起始位置，重复并换手

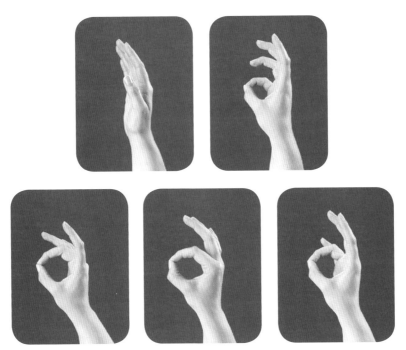

图11-14 触摸指尖。将手指伸直并拢。缓慢地用拇指触摸食指形成O形。然后用拇指依次触摸中指、无名指和小拇指。重复此锻炼并换手

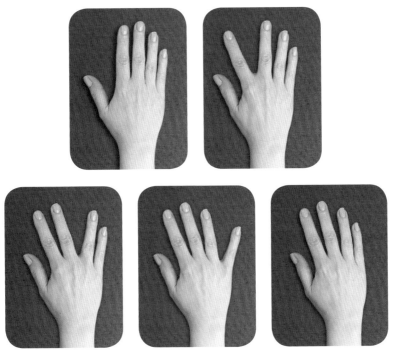

图11-15 手指走路。手掌朝下将手放置在桌面上。大拇指和四指分开。从食指开始，将其朝着大拇指移动，然后依次一个一个移动中指、无名指和小拇指，重复并换手

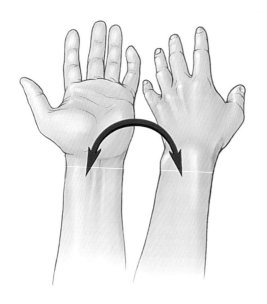

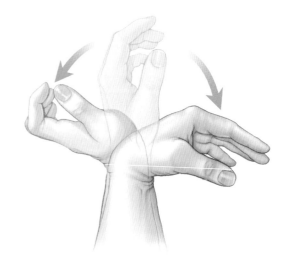

图11-16 扭转前臂。伸出前臂，手掌朝上。缓慢地旋转前臂，使手掌上下翻动。接着旋转回到起始位置，放松并重复，然后换手

图11-17 拉伸手腕。伸出手腕，大拇指指向天花板。向内弯曲手腕，使手掌短暂地停留。然后向外弯曲手腕，使手掌短暂地停留。重复并换手腕

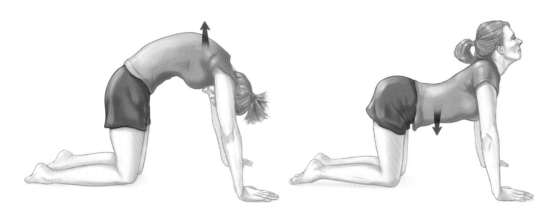

图11-18 猫式拉伸。双手和双膝支撑地板。弯腰拱背远离地板，然后朝向地板下垂腰背。把注意力集中在背的中下部，即应该发生运动的地方。不要把头往后抬得太远。放松然后重复。如果有手或手腕关节炎，可能无法忍受这个姿势

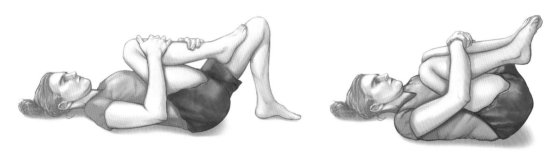

图11-19 下背部拉伸。躺在地上，膝关节弯曲，脚放在地板上。保持下背部在地板上，抬起右膝，用手将膝关节抱向胸部。保持这个姿势深呼吸几次。左膝重复。然后抱住双膝靠近胸部。如果这个锻炼使膝关节疼痛加重，向胸部方向移动膝关节时，请将双手放在膝关节后面

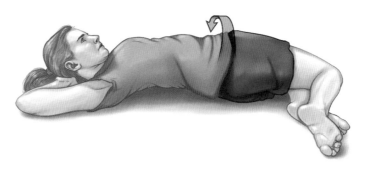

图11-20　腰椎旋转。躺在地上，膝关节弯曲，脚放在地板上。把手放在头后面，肘部朝外。轻轻地将膝关节卷到左边，如果可以的话，一直转到接触地板。保持这个姿势深呼吸几次。返回起始位置。然后转到右边并重复

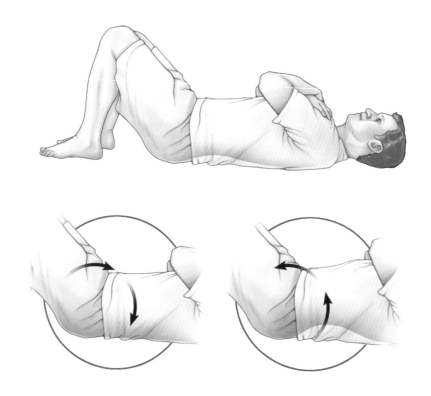

图11-21　骨盆倾斜。躺在一个坚实的、平坦的表面，膝关节弯曲。将手放在胸前。脖子和下背部脊柱的自然曲线可能没有触及表面。收紧腹部肌肉，使背部的小部分抵在平面上。释放腹部肌肉的张力，使背部的小部分弯曲呈弓形。慢慢回到起始位置

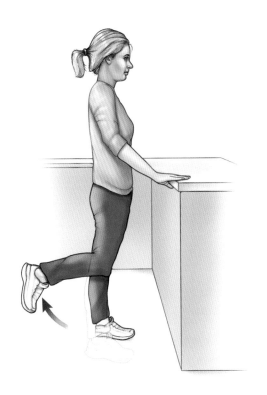

图11-22　弯曲膝关节。双脚与胯同宽站立。可以扶着柜子作为支撑。慢慢地单膝弯曲，脚后跟朝向臀部，并且保持几秒钟。回到起点位置，另一个膝关节重复动作。为了帮助提高平衡力，可以逐步延长弯曲膝关节的时间

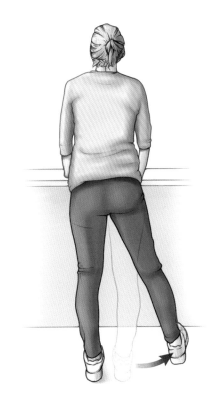

图11-23　摆动臀部。双脚与肩同宽站立。可以扶着柜子作为支撑。慢慢地将一只脚离开地板，摆动到身体一边，尽可能摆得更远并保持住。保持脊柱中立，不要让它在臀部摆动过程中弯曲、扭曲或旋转。回到起始位置，另一只脚重复动作。若进行平衡训练，可以从柜子上移开一只手

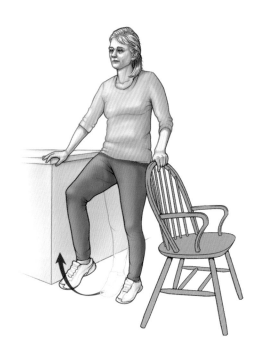

图11-24　站立行军。站在柜子和一把结实的椅子之间。如有需要，请扶着柜台和椅子支撑身体。保持脊柱笔直，缓慢地前进，尽可能高地抬起脚

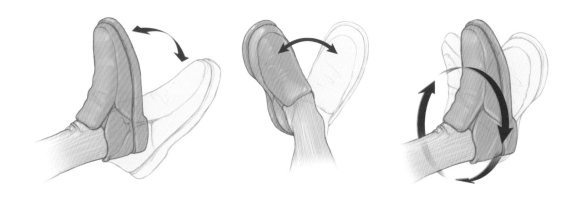

图11-25　旋转踝关节。坐着或躺下，双腿放在身体前方，脚跟放在地板上。将一只脚的脚趾朝上，然后伸直。把脚趾先移到一边，再移到另一边。以绕圈的方式旋转脚，然后改成另一个方向旋转。另一只脚重复以上动作

制订计划

医疗团队可以根据关节炎类型、症状的严重程度和健康目标，为您提供运动指南和建议。确保您理解该建议和限制。然后，在这些参考范围内选择您喜欢的、对您方便的锻炼。

如果知道什么可以让您运动起来的话，您会变得更加积极。是什么让您提起了兴趣？ 什么是好玩的？以下是很好的关节炎患者锻炼的选项。将它们结合起来，创建一个能满足您所有运动目标的全面计划。

团队锻炼计划

有些人喜欢和其他人一起参加为关节炎患者设计的锻炼项目和课程。如果您对独自参加锻炼计划犹豫不决，或者需要在一个训练有素的教练指导下开始锻炼会让您觉得更安心，那么小组计划也许是个很好的选择。如果您在与那些症状和挑战相似的人一起练习时，获得了支持和安慰，您也会喜欢上这些项目。团体可以是一个极大的动力和新友谊的来源。

但另一方面，您可能不喜欢社交或与他人分享经验。如果您更喜欢一个人游泳也很好。在报名注册团体课程之前请考虑自己的性格和社交舒适程度。

许多社区提供一系列针对关节炎患者的课程和活动，包括特殊的步行活动、定期步行项目、太极拳、水上课程等。团队锻炼计划自然会有所不同——有些人每周见面一次，而另一些人则更频繁地一起练习。一些项目侧重于做有氧运动，而另一些项目则将各种运动结合在一起。

找出小组锻炼和自己每周锻炼目标的相符度，并相应地计划其他运动。医生或理疗师可以提供您所在地区的有关可选信息。

步行

如果您能够舒适地行走，那么一个步行计划可能是开始有氧运动的最佳选择。这是一个很好的整体调节的活动。它可以改善心血管健康和骨密度。走路也能帮助肌肉和关节获得营养。它可以提高您的灵活性、力量和平衡，这有助于防止您蹒跚跌倒。

步行很便宜，也很方便——几乎可以随时随地进行。一开始，只需在舒适的前

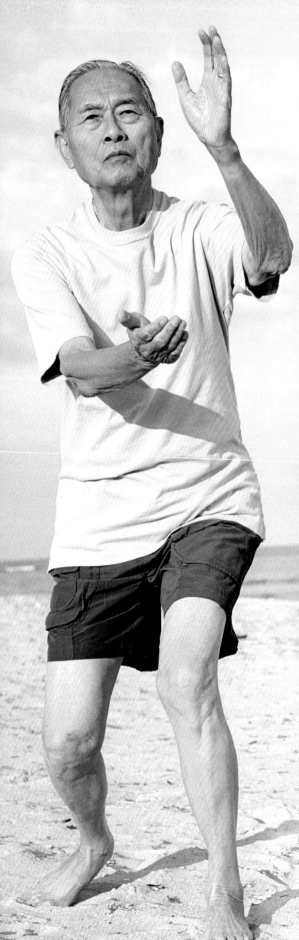

提下走得远或走得快就行。

规划一条就近便可到达的路线。能够走出家门开始散步既方便又有激励作用。将商店、市区或公共场所作为目的地。或者看看当地的购物中心是否适合步行者。清晨，许多大型购物中心的零售商店在开门几个小时前允许步行者进入。当外面太热、太冷、下雨或结冰时，这可能是一个很适合您的选择。

选择一条多样化的步行路线。让步行变得有趣，但要避开太多的停止、转弯和繁忙的交叉路口。您将从持续、稳定的步伐中获益最多。注意那些不平坦的人行道，倾斜、松散的砾石或土路。

将您的人身安全放在首位。在白天或是光线充足的区域散步。随身携带手机或口哨。

太极拳

中国古代武术太极拳是在1000多年前发展起来的。今天，人们仍继续使用这种运动放松、加强肌肉和关节，减少紧张。

太极拳把缓慢的、从容的环形运动姿势和深而有规律的呼吸结合起来，可以增加身体循环，放松身心，并且缓解慢性疼痛。

当正确学习和定期练习时，太极拳是练习平衡和柔韧的极好方式。但这需要花费时间和努力。可以使用DVD或在线视频来学习太极拳，或者在所在的地区寻找课程。当地的健身俱乐部、娱乐部门和武术中心可能会开设太极拳课程。有些是专为关节炎患者设计的。

水中锻炼

如果疼痛和僵硬使您难以锻炼，那么温水运动计划可能会带来惊喜。这些项目通常在28至31℃的水池中进行。水的浮力减轻了您的关节、骨骼和肌肉所承受的重量。而且令人舒缓的温暖感能放松您的肌肉，减少肌肉痉挛和紧张。综合起来，这些因素可以减少关节疼痛，同时增加力量、运动范围和有氧健康——这些均可以在一个课程中获得。

许多健康诊所、健身房和当地游泳池提供水上运动课程。您不必成为一个优秀的游泳运动员。一旦您在水中运动自如，就可以更轻松地参加陆上活动。

体育锻炼和其他活动

如果您喜欢体育锻炼，而且做运动感到很舒服，不要让关节炎拖慢您的脚步。与医疗团队讨论您的运动兴趣。您可能喜欢游泳、骑自行车、越野滑雪、打高尔夫球或打网球。有了很好的判断力和一点创造力，您就能使许多喜欢的运动、活动为您服务。

您只需记住根据需要修改活动。向医疗团队寻求帮助。以高尔夫为例。试着打九洞高尔夫而不是十八洞。用高尔夫球车代替走路。参加一支球队的争夺赛，这意味着不需要自己打每一个球。如果您有手或手指关节炎，试着在球杆上使用特制的高尔夫球抓手——表面有凸起的防滑垫，使得更容易抓握，并有助于抵消击球产生的影响。

将不同的运动、活动运用到锻炼中（交叉训练）是一个避免运动无聊的好方法。交叉训练也可以减少受伤或过度使用某个特定肌肉或关节的概率。

保持动力

患有关节炎时，经常锻炼并不是为了拥有更大的二头肌或持续更长的里程。这是一种基本的治疗方法，可以最大限度地减少僵硬和疼痛，维持或提高运动范围，并增强受影响关节周围的肌肉力量。这些都是很重要的作用。

动机是启动您的运动马达的点火开关。动力的关键在于它必须是个人内在的。帮助您日复一日、一周又一周地保持运动的原因应该是自身的原因，而不是别人的。如何发现自己的内在动机？首先问自己一个简单的问题："锻炼对我有什么好处？"

您可能需要锻炼来缓解自身的症状，比如疼痛和疲劳——这是最常见的动机。也许您想继续做一些特定的动作，例如，您可以把手臂举到肩膀上方，这样才能梳头或给衬衫系上纽扣。也许您对尽可能维持高质量的生活感兴趣，比如，继续在家里独立生活。

也许是和慢性病一起生活的想法有点吓到您了。把这种情绪变为您的优势——恐惧是一种很大的动力。重点是：只要您有出去锻炼的理由，那这些理由没有错误的。最好的动力来自内心，没有内在的动力，任何长期的目标都很难实现。

运动的时候，务必关注任何您症状或身体功能方面的变化。当您达到目标时，即使是很小的成功，也值得庆祝。

当然，您一定会有感到受挫沮丧、失意泄气、失去热情的日子。以下是一些帮您坚持运动目标的技巧：

使用现实的战略。在每周开始时设定可衡量的活动目标，比如5天累计步行30分钟，或者参加一节水上有氧操课。

每周末回顾进展。目标实现了吗？如果是的话，恭喜自己并且为下个星期设定新的目标。如果没有，问问自己设定的目标是不是可以实现的。然后，为接下来的一周设定更现实的目标。

找个锻炼伙伴。知道有人期待您出现在公园或健身房是一个让您开始行动的强大动机。与朋友、同事或家庭成员一起锻炼可以给您的锻炼带来新的动力。

争取家人的支持。您需要家人的帮助，这让您有时间锻炼，并在感到乏力的日子里得到支持。理想情况下，也可以和家人一起完成任务。可以规划包括游泳或散步在内的家庭外出。

达成小的成就后奖赏自己。您可以奖励自己一次按摩，或看一场电影。

享受户外活动。如果喜欢新鲜的空气和大自然，那么就到外面去并且保持活力。到不同的公园散步或骑自行车。

最后，您总要有备用的B计划。关节炎症状的起起落落会使您的最佳锻炼计划出现差错。例如您把网球课安排在周三早上，或者周五下午骑自行车，如果这些时候症状加剧，您可能会感到挫败，而且不能坚持承诺。

当您试图增加身体活动水平时，症状加剧也会给您造成阻碍。每次您向前走两步，您的症状似乎就会把您推后两步。

这是一个您很可能会面临的不可否认的挑战。而您如何应对挑战则会使得一切变得不同。为了取得长期的成功，您可能需要几种策略，随时准备解决出现的问题。

要做到这一点，提前计划是有帮助的。试着确认那些最有可能阻止锻炼的障碍：不可预测的工作安排，不能保持动力，不喜欢单独锻炼，或者担心受伤。

一旦您发现了最普遍的障碍，试着想出可能解决或改变它们的对策。也许您可以每周开辟出一段额外的时间进行运动，以防正常日程突然被排满。或者当您感觉不是很好的时候，可以保存一个简单的运动视频，跟着视频在家练习。

为潜在的障碍想出自己的解决方案。身体锻炼带来的益处值得您这样做。

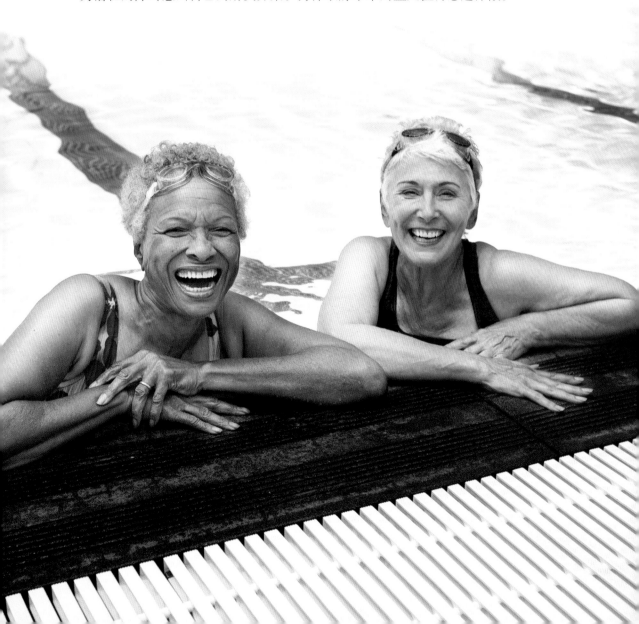

第十二章

健康饮食

今天您早餐、午餐和晚餐吃的什么？同样重要的问题，您三餐之间吃的什么？您所选择的饮食对于整体健康和幸福具有重要的影响，特别是当您患有关节炎的时候。

要想身体健康，吃好是很重要的。这不仅仅意味着计算热量或添加的脂肪克数，也并不意味着您必须放弃炸薯条和巧克力饼干。相反，您的重点是在大部分时间选择健康食品。

在素食的基础上努力保证美味、均衡的饮食。这是您对抗炎症、增加能量和控制体重的最佳选择——所有这些都有助于减少您的关节炎症状。

饮食和关节炎

健康的饮食可以增加能量，愉悦心情，改善工作表现，还能降低患心脏疾病、高血压和肥胖的风险。对于关节炎也是有益的。一份以素食为基础，以水果、蔬菜、全谷类、低脂乳品和瘦肉蛋白质为主的健康饮食可以帮助：

·**减少关节炎症状和药物的副作用**。水果、蔬菜和全谷类食品中含有有益的维生素、矿物质、纤维和被称为植物化学物的促进健康的化合物。这些健康的化合物与减少炎症有关，而炎症很可能是疼痛和不适的主要原因。水果和蔬菜也是天然的低热量、低钠和高钾食物，所以如果您正面临关节炎药物的副作用，如体液潴留和体重增加，它们会是一个很好的选择。

·**支撑骨骼强度**。如果患有一种炎症性关节炎或结缔组织疾病，如类风湿关节炎或系统性红斑狼疮，或者服用皮质类固醇药物，那么您患骨质疏松症的风险就会增加。通过低脂乳制品，在饮食中摄取足够的钙和维生素D，可以有助于减少骨丢失，降低骨折的风险。

·**保持或**达到健康的体重。素食的热量含量相对较低，因此，以植物为基础的饮食可以帮助控制体重。保持健康的体重对您的整体健康是有益的，而当患有关节炎的时候，它尤其重要。这是因为超重会给负重关节，特别是膝关节增加压力，这会加重疼痛、僵硬和炎症。

在阅读本章时，您将了解到更多关于以上三个好处的信息。您将学习如何使用妙佑医疗国际健康体重金字塔来帮助您做出明智的食物选择，以控制关节炎。后文图12–1有关于金字塔更详细的信息，但是基本的观念很简单：使用金字塔的三角形状来帮助您选择健康的食物。大部分食物从金字塔底部的食物组中选择，而少吃一些顶部组中的食物。

在开始健康饮食计划之前最好先咨询医生。

减轻关节炎症状

对于患有关节炎的人来说，俗话说的"吃什么就是什么"显得很有道理。许多风湿性关节炎患者认为他们所吃的食物对疼痛和其他症状的严重程度有影响。多达50%的人已尝试通过改变饮食来缓解他们的症状。

科学家和医生也一直怀疑营养和关节炎之间的联系。早在20世纪20年代末，就有研究寻找关节炎患者过敏的食物。今天，新兴的研究似乎表明饮食和炎症之间有直接的联系。虽然目前还不清楚确切的机制，但研究人员认为，有些食物可以预防炎症，而其他食物则可能引发或加剧炎症过程。现在大量的研究集中在确定抗炎和促炎的特定食物上。虽然这些研究还在进行中，但您可以使用以下理论来补充您的饮食选择。

抗炎

研究表明，食物中含有的脂肪和某些营养素或化合物可以减轻类风湿关节炎引

测试您的症状

关节炎的症状每天都不同，所以很难确定特定的食物是否影响您的感受。一般来说，红肉、加工过的含糖食品和油炸食品往往与炎症有关。对于少数关节炎患者来说，对某些食物敏感也可能引发或恶化症状——即使是被认为健康的食物，比如奶制品或土豆和茄子。

如果您相信某一种食物会增加关节炎症状，可以考虑进行一个测试：在短时间内从您的饮食中去掉这种食物，然后继续食用它。注意这些更改是否影响您的症状。但在没有事先咨询注册营养师或医生的情况下，不要去掉整个食物组或大量的食物。如果没有适当的指导，您可能会变得缺乏营养，这些营养对保持健康很重要。这反过来又会影响您的关节炎症状。对任何节食方法都要保持怀疑态度，节食方法会去掉整个食物组，或只强调少数食物而去除其他食物。

起的疼痛、炎症和关节敏感。被认为最有益的食物是健康饮食的一部分，因此没有理由在吃更多这类食物之前等待结论性研究。为了帮助减轻炎症和疼痛，吃含有这些物质的食物：

·ω-3脂肪酸。准备更多的冷水鱼，如金枪鱼、鲑鱼、鲭鱼和鲱鱼，它们富含ω-3脂肪酸。核桃、山核桃、亚麻籽和大豆食品（豆腐、毛豆、豆类牛奶、酸奶或奶酪）也是ω-3脂肪酸的良好来源。这些抗炎症的不饱和脂肪似乎改变了炎症过程，并可能在调节疼痛方面发挥作用。虽然特级初榨橄榄油不含ω-3脂肪酸，但它也含有抗炎的成分。关于ω-3脂肪酸的信息见第七章的内容。

·抗氧化物。一般来说，五颜六色的蔬菜和水果含有最高水平的抗氧化物。它们包括菠菜、甘蓝、甜菜、蓝莓和蔓越莓。其他富含抗氧化物的食物包括豆类、坚果、绿茶、红酒、黑巧克力、肉桂、生姜和姜黄粉。最近的一项研究表明，混合饮用樱桃汁和苹果汁，可显著改善膝关节炎的疼痛，减少炎症。

抗氧化物是一种饮食中的物质，似乎能减缓氧化——氧化是一种与炎症性关节炎有关的自然过程，它会导致细胞和组织的损伤。为了获得所需要份额的抗氧化物，有许多美味的选择，其中包括维生素C和E、胡萝卜素、番茄红素和黄酮。但是，应该注意的是，含有这些化合物的补充剂似乎没有类似的效果。

特殊饮食

除了研究特殊的营养素，科学家们还调查了是否某种饮食能够减缓类风湿关节炎的严重性。

一些研究表明，遵循素食可能是有益的。在一项小的研究中，极低脂肪的纯素饮食的好处在仅仅四个星期后就很明显了。研究人员正开始探索无麸质饮食是否有助于减轻症状严重程度。在一项针对心脏病的小型研究中，研究人员发现，一些风湿性关节炎患者在至少9个月的严格无麸质纯素饮食中，症状与非纯素、含麸质的均衡饮食相比减轻了10倍。然而，科学家们还需要进行更多的研究。

针对地中海饮食的研究表明，这种饮食可以预防炎症，改善身体机能。地中海饮食中含有较少的红肉、健康油脂以及更多的蔬菜、水果、全谷类和坚果。这种饮食被认为是全面的、非常健康的，并能预防心脏疾病。

当您准备改变成特殊饮食或从您的食谱中去掉特定的食物时，咨询您的医生或注册营养师，以保证您能获得所需的所有营养。

妙佑医疗国际健康体重金字塔

妙佑医疗国际健康体重金字塔是建立在能量密度的基本原理上的，即能量（热量）贮存在一定数量（体积）的食物中。那些形成金字塔底部的食物，如水果和蔬菜，能量密度很低。即使大量的水果蔬菜所含热量也不高。相比之下，金字塔顶部的食物能量密度很高。少量的这些食物也含有大量的热量。金字塔有助于您聚焦在那些提供大量的食物和营养而没有大量热量和不健康脂肪的食物上。因此，当您减重或保持体重的同时，也能吃得饱饱的。另外，您也可以从金字塔中大部分的营养丰富的食物中获益。

以下是组成金字塔的六个食物组的更详细信息：

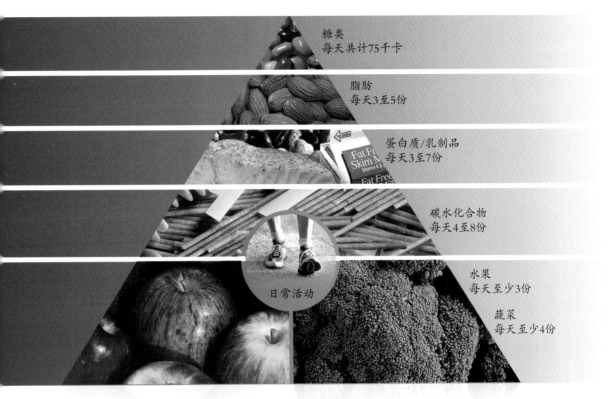

图12-1　妙佑医疗国际健康体重金字塔

蔬菜水果

蔬菜和水果有许多共同的特性。事实上，一些通常被称为蔬菜的食物——比如西红柿和黄瓜——严格意义上来讲是水果。蔬菜和水果提供各种各样的口味、纹理和颜色，以及许多抗疾病的营养。

大多数蔬菜和水果的能量密度都很低，因为它们富含水和纤维，提供的热量较少。可以通过多吃蔬菜和水果来改善自己的饮食，代替高热量的食物。

·蔬菜。蔬菜包括根和块茎（如胡萝卜、萝卜、甜菜、白菜家族的成员）和绿色蔬菜（如生菜和菠菜）。其他植物食品，如西红柿、甜椒和黄瓜，都包括在这一组，虽然在严格意义上它们是水果。一份蔬菜含有大约25千卡的热量。蔬菜中不含胆固醇，脂肪含量低，膳食纤维含量高。此外，它们的钠含量低，钾、镁等必需矿物质含量高。这使得它们成为一个很好的选择，以帮助抵消服用关节炎药物引起的体液潴留或体重增加。

蔬菜的另一个好处是它们中的许多都是抗炎抗氧化物的重要来源。一般来说，蔬菜颜色越丰富，其抗氧化水平就越高。不错的例子包括红辣椒、甜菜、西红柿、胡萝卜和深色绿叶蔬菜，包括甘蓝菜和菠菜。别忘了还有西兰花和抱子甘蓝（小卷心菜）。

新鲜蔬菜最好，但冷冻蔬菜也不错。大多数罐装蔬菜都含有大量钠，被用作装罐过程中的防腐剂。如果食用罐装蔬菜，寻找表明没有加盐的标签，或者在食用之前清洗蔬菜。

·**水果**。任何含有被一层可食用层包围着种子的食物，一般都被认为是水果。和蔬菜一样，您需要吃各式各样、五颜六色的水果。美味的选择包括草莓、覆盆子、蓝莓、苹果、橘子、桃子、李子、葡萄、甜瓜、杧果和木瓜。水果通常有甜或酸甜的味道，常被当作零食或甜点吃。

和蔬菜一样，水果是纤维、维生素、矿物质和其他植物化学物质的大量来源。并且五颜六色的水果往往含有最多的抗氧化物。

新鲜水果是最好的，但不添加糖的冷冻水果、水果罐头或鲜榨果汁也是很好的。经过加工的果汁或干果，如葡萄汁饮料或脱水香蕉片，可以成为热量的集中来源。所以，要少吃它们。

碳水化合物

碳水化合物是身体的主要能量来源，它们构成了各式各样的食物。大多数碳水化合物都是以植物为基础的。它们包括谷物产品，如面包、谷类、大米和意大利面。碳水化合物还包括某些含淀粉的蔬菜，如土豆和玉米。

应该吃哪种碳水化合物？试想所有含碳水化合物的食物都放在一条直线上。直线的一端是全麦、燕麦和糙米，白面粉、白米、土豆和意大利面在中间，另一端是加工程度很高的产品，如饼干、糖果和软饮料。

这个直线系列中的食物包含了三种碳水化合物：纤维、淀粉和糖。不难辨认出健康和不健康的部分——一端是低精制的粗粮，另一端是高精制的糖。

中间的许多类食物对健康的好处并不那么清楚。大米、意大利面、面包和土豆等食物的营养价值各不相同，并且会根据加工和保存方式而变化。

例如，比较一下白面包和全谷物面包。这两种产品最初都是营养丰富的谷物，通常是小麦。然而白面包，谷类的麸皮和胚芽被去除，丢失了许多天然维生素和几乎所有的纤维。这就是为什么最好选择全麦面包，因为大部分的维生素和纤维被保留了下来。全麦通心粉、谷类和糙米也是如此。同样的，通常被去掉的土豆和红薯的可食用外皮，其实富含营养物质和纤维。

在选择碳水化合物时，在标签上寻找的关键词是"全麦"。一般来说，碳水化合物食物越不精制，对身体就越好。如果患有糖尿病或服用皮质类固醇药物，全麦食品尤其重要，因为它们可以帮助减缓血糖的上升。更好的血糖管理也可能是减少炎症的一个因素，这可以帮助改善关节炎症状。

蛋白质和乳制品

蛋白质是人类生命中必不可少的物质。皮肤、骨骼、肌肉和内脏都是由蛋白质组成的，它也存在于血液中。蛋白质通常与动物来源的食物有关，但它也存在于植物中。

请明智地从动物产品中选择蛋白质。所有的肉类，包括鸡肉和鱼，都含有胆固醇。而且许多肉类切片，以及带有皮的家禽产品，都可能含有过高的饱和脂肪。红肉与炎症有关。所以最好少吃红肉，并且每次只吃一点（约85克）。如果习惯吃很多肉，那么关键是要搭配健康的食物，如蔬菜、水果和全谷类。

还可以从低脂乳制品中获得蛋白质和钙。低脂乳制品的营养价值与全脂奶制品相同，但脂肪和热量较少。好的食物包括低脂牛奶和酸奶。确保它们是添加维生素D的。维生素D与钙一起作用，能够保护骨骼，尤其是当患有关节炎的时候。

豆类，包括黄豆、豌豆和扁豆，也是蛋白质的好来源。豆类通常含低脂肪，不含胆固醇，含高蛋白质、叶酸、钾、铁和镁。它们是汤和炖肉的很好的替代品。而且它们可能有助于减轻炎症。

最后，鱼类和贝类是很好的蛋白质来源，还有一些含有 ω-3脂肪酸。ω-3脂肪酸可以帮助降低甘油三酯。甘油三酯是血液中的脂肪颗粒，它会增加患心脏病的风险。ω-3脂肪酸还可以提高免疫系统功能，有助于调节血压，减少炎症和关节疼痛。研究表明，大多数人每周至少吃两次鱼会从中受益。

脂肪

脂肪对身体细胞的生命和功能是必不可少的。脂肪除了提供储存的能量外，还有助于维持细胞结构，并在免疫系统的功能和许多身体过程的调节中发挥作用，包括一些与炎症有关的过程。总之，您的饮食需要一些脂肪。关键是不要摄入太多脂肪。

对于饮食中的脂肪，您需要正确的数量和质量。在健康体重金字塔顶端附近的脂肪组只针对那些通常添加到日常膳食中的脂肪，而不是其他食物中的脂肪。这些添加的脂肪包括食用油、涂抹酱、色拉味调料、牛油果、橄榄、种子和坚果。

食物里有几种不同种类的脂肪。就其健康而言，并非所有脂肪都是平等的。单不饱和脂肪和多不饱和脂肪是最好的选择。寻找含有少量或没有饱和脂肪的产品，并且避免反式脂肪。记住，所有的脂肪都是高热量的——即使是最健康的。所以少食用它们。

单不饱和脂肪。存在于橄榄油、亚麻籽油、花生油和菜籽油，以及大多数坚果和牛油果中。这种脂肪有助于降低低密度脂蛋白（LDL）胆固醇，并通过维持高密度脂蛋白（HDL）胆固醇来帮助清除动脉垃圾。此外，特级初榨橄榄油含有抗氧化物，菜籽油和亚麻籽油以及一些坚果含有 ω-3 脂肪酸，可能有助于减少炎症。

多不饱和脂肪。存在于植物油脂中，如红花、玉米、向日葵和大豆油。冷水鱼，如鲑鱼，含有能保护心脏健康的 ω-3 脂肪酸。

饱和脂肪。存在于以动物为基础的食品中，如肉类、家禽、猪油、蛋黄和包括黄油及奶酪在内的全脂乳制品。也存在于椰子、棕榈油和其他热带植物油中，这些油被用于许多咖啡制品、零食饼干、烘焙食品和其他加工食品。饱和脂肪是饮食中导致血液胆固醇升高和心脏冠状动脉狭窄的罪魁祸首。这些类型的脂肪也与炎症有关。

反式脂肪。这种脂肪的另一个名称是部分氢化植物油。反式脂肪存在于硬化的植物脂肪中，如棒状人造黄油和蔬菜起酥油，以及用它们制成的食物，包括许多曲奇、饼干和蛋糕，以及糖果、零食和油炸食品。这种脂肪会增加"坏"胆固醇（LDL）水平，降低"好"胆固醇（HDL）水平，同样伴随着其他有害影响。与饱和脂肪一样，反式脂肪似乎也与炎症有关。

金字塔的使用提示

尽管一开始适应一份新的健康饮食计划可能会比较困难，随着时间的推移，它将成为你日常生活的一部分。以下是金字塔的使用提示：

·**按周计划**。计划一整周的菜单会更有效率，压力更小，而不是考虑每天吃什么——或者在走进厨房准备一顿饭的那一刻做计划。

·**把重点放在产品上**。如果您是一个爱吃肉和土豆的人，关注金字塔上的水果和蔬菜可能是一个挑战。试着在晚餐的时候餐盘里大部分盛的是蔬菜，同时把肉移到一边。把蔬菜和水果作为小吃，不需要怎样做准备，如小胡萝卜、樱桃番茄、香蕉和葡萄。或者试着用少肉或不加肉的方法做常规汤、意大利面和砂锅。试着添加额外的蔬菜、黄豆或其他豆类。

·**兴趣优先**。为了减肥和抑制炎症，您可能不得不减少一些自己最喜欢的食物。但不必牺牲吃东西的乐趣。一定要在每顿饭中包括自己喜欢的口味、颜色和质地。

·**使菜单顺应季节**。做饭使用最新鲜的食物——晚春的芦笋、豌豆和樱桃，夏末的西红柿、玉米和桃子。最近收获的农产品经常在当地农贸市场上出售。而且，在时令时，农产品通常是最便宜的。

·**寻找捷径**。当您适应一种新的饮食方式时，使其尽量简单。采购免洗切好的蔬菜和水果，半加工的肉类，切丝低脂奶酪和包装沙拉，以及冷冻蔬菜和水果。

·**别忘了保持便利**。您不必亲自下厨做每顿饭。在没有时间做饭的时候，手边预备一些方便的食物，比如一份最喜欢的冷冻主菜或小菜。对这些食物要有所选择。仔细阅读营养标签。

·**灵活**。您吃的每一种食物都不必须是很好的营养来源。偶尔吃高脂肪、高热量、促进炎症的食物是可以的——有时这可能是唯一的选择。您的主要目标是大多数时候都选择能促进健康的食物。

男女每日推荐摄入的钙和维生素D量

年龄（岁）	钙的推荐 摄入量 （毫克/日）	钙摄入上限 （毫克/日）	维生素D的 推荐摄入量 （国际单位/日）	维生素D 摄入上限 （国际单位/日）
19至50	1000	2500	600	4000
51至70	1000（男） 1200（女）	2000 （男女均是）	600	4000
71及以上	1200	2000	800	4000

来源：美国医学研究所，2010

　　根据患骨质疏松的风险，一些绝经后的女性需要更大剂量的钙和维生素D。

糖类

　　糖类组的食物包括含糖饮料，如普通苏打水和水果饮料，以及糖果、蛋糕、饼干、馅饼、甜甜圈和其他甜点。而且别忘了在谷类食品、水果和饮料中加入的调味糖。

　　糖类是热量的主要来源，大多数热量来源于糖和脂肪，而且能量密度很高。同时，它们在营养方面没有什么贡献。此外，糖类会引起血糖的飙升，如果还因为服用皮质类固醇药物的副作用而与高血糖做斗争，那糖类对身体也不好。

　　不必放弃糖类，但要聪明地

一份的量是多少？

蔬菜（25千卡/份）	视觉提示
一杯切好的蔬菜	1个棒球
两杯生的绿叶蔬菜	2个棒球
水果（60千卡/份）	**视觉提示**
$3/4$ 杯切好的水果	网球
一个小苹果或中等大小的橘子	
碳水化合物（70千卡/份）	**视觉提示**
$1/2$ 杯全麦意大利面或谷物	冰球
$1/2$ 小的全麦百吉饼	
1片全麦面包	
蛋白质和乳制品（110千卡/份）	**视觉提示**
$2 1/2$ 盎司肌肉或3盎司鱼肉	1副扑克牌
$1 1/2$ 盎司瘦牛肉	$1/2$ 副扑克牌
脂肪	**视觉提示**
2盎司低脂硬质奶酪	4个骰子
$1 1/2$ 茶匙花生酱	2个骰子
1茶匙人造奶油或黄油	1个骰子

选择和分配分量。金字塔建议将每天的糖类摄入限制在75千卡以内。如果可能的话，选择更健康的甜点，比如少量的黑巧克力或低脂冷冻酸奶。

辨认假的"关节炎饮食"的10个方法

从来都没有快速治疗的饮食，或是神奇的治疗关节炎疼痛的减肥药。任何产品、药丸或昂贵的饮食计划都需要得到健康考证。避免那些声称有改善作用的饮食：

1.快速减肥；

2.永久减肥却没有持续进行的计划；

3.不需要锻炼；

4.不加限制地吃您喜欢的食物；

5.严格苛刻地限制整个食物组；

6."好"食物和"坏"食物清单；

7."好的"组合和"有害"组合；

8.忽略不同个体和人群的差异，而建议"一种分量适合所有人"；

9.听起来过于美好而不真实的主张；

10.从复杂的研究或临床试验中得到的过分简单的结论。

如何获得更多的钙

如果关节炎使您不能活动或规律地锻炼，那么您可能会有更大的骨质疏松风险——这种情况会导致骨骼变得脆弱易碎，容易骨折。不活动会导致骨骼中钙的流失。如果患有炎症性关节炎或结缔组织疾病，如类风湿关节炎或系统性红斑狼疮，或是服用皮质类固醇药物，则骨质疏松症的风险也会增加。

骨质疏松症造成的骨折大多发生在髋部、脊柱或肋骨，但这种疾病会影响到

痛风和饮食

痛风是关节炎的一种复杂形式，其特点是突然、剧烈的疼痛，伴有发红和关节压痛。当血液中尿酸过多时，就会出现这种情况，这被称为高尿酸血症。当身体分解嘌呤时就会产生尿酸。嘌呤是身体自然产生的物质。它们也存在于某些食物中，如动物内脏、凤尾鱼、鲱鱼、芦笋和蘑菇中。

正常情况下，尿酸在血液中溶解，然后通过肾脏进入尿液。但有时身体可能产生过多的尿酸，或者肾脏分泌的尿酸太少。

为了防止痛风发作，并减少与痛风相关的其他慢性疾病的风险如心脏病，请试试这些饮食小建议：

·**限制红肉**。红肉（牛肉、猪肉和羊肉）会增加血液中尿酸的含量。动物内脏（肝、脑和肾）的嘌呤含量特别高。因为所有的肉类，包括家禽，都含有嘌呤，所以每天请将肉类限制在100到170克。为了在饮食中获得蛋白质，可以吃低脂奶制品、坚果、干大豆和干豌豆。它们是蛋白质、纤维、营养和矿物质的极好来源。

·**鱼和海鲜**。虽然鱼和海鲜对于心脏是健康的，但两者都与高尿酸血症和痛风有关。有鉴于此，建议适度食用。每周吃两次鱼和海鲜，并保证每次不超过100克的分量是明智的。也可以从素食中获得鱼肉ω-3脂肪酸的益处，如大豆、核桃、山核桃和亚麻籽。

·**减少脂肪**。饱和脂肪会降低身体清除尿酸的能力。高脂饮食也会导致肥胖，而肥胖与痛风有关。

·**减少或避免饮酒。**酒精会干扰尿酸从体内排出。尤其是喝啤酒，已被证实与痛风有关。如果是男性并且饮酒，那么每天喝不超过一到两分量酒。如果是女性，每天最多喝一分量酒。一分量酒被定义为340毫升的啤酒，110毫升的葡萄酒或28毫升的100度标准酒精。

·**补充液体，尤其是喝水。**液体有助于清除体内的尿酸。每天喝16杯220毫升的水。也有证据表明适度饮用咖啡可以降低痛风的风险。避免喝高热量的含糖饮料。

·**限制或避免添加高果糖玉米糖浆的甜食或饮料。**果糖是已知唯一会增加尿酸的碳水化合物。最好避免饮用高果糖玉米糖浆调味的饮料（如软饮料或果汁饮料）。

·**吃低脂或无脂肪的乳制品。**一些研究已经表明，这些食物可以帮助降低痛风的风险。

·**如果超重请减肥。**减轻体重有助于减轻膝关节和脚踝等负重关节的负荷，还可以降低尿酸水平。但是要避免快速减肥，因为这会增加血液中尿酸的含量。

身体的任何骨骼。在饮食中摄入足够的钙有助于减缓骨质流失，降低患骨质疏松的风险。

除了钙之外，还需要足够的维生素D，因为维生素D能帮助骨骼吸收钙。可以通过多种途径获得维生素D——从含有维生素D的食物和太阳光中获取。当阳光将皮肤中的一种化学物质转化为一种可用的营养形式时，身体就会产生维生素D。然而，如果在食物中没有摄入足够的钙和维生素D，或者生活在阴天的环境中，或者很少外出，可能需要补充维生素D。

需要补充多少钙和维生素D取决于年龄和性别。获得这些营养的最好方法是均衡饮食，但许多人却不能做到。如果经常完成不了这个目标，去找医生或注册营养师，看看是否应该服用钙或维生素D补充剂，以达到每日最低建议量。

有规律的负重运动，如走路和力量训练也可以帮助保持骨骼强壮。对骨骼的需求越高，它们就变得越强壮和致密。在某些情况下，药物对于预防骨质疏松症也可能是必要的，特别是对于需要长期服用类固醇药物治疗关节炎的人（见第五章）。

健康体重的获益

研究表明，超重或肥胖会增加膝关节患关节炎的风险。超重或肥胖也会使关节炎的体征和症状恶化。过多的体重会给承重关节增加压力，特别是膝关节，会加重疼痛、僵硬还有炎症。这些影响并不局限在下半身，肥胖甚至会导致颈部和手部疼痛。

因此，如果超重的话，减肥是很重要的。避免体重增加同样重要。在一项研究中，20岁到50岁之间超重的人需要接受膝关节手术治疗关节炎的可能性，是那些在这些年龄段中保持正常体重的人的两到三倍。

好消息是，如果患有骨关节炎或类风湿关节炎，并且体重超标，那么减掉这些多余的体重就可以减轻背部、臀部、膝关节和脚的压力——所有这些地方都可能会出现关节炎疼痛。事实上，减肥已经被证明可以改善症状，减少对膝关节手术的需要，不管在膝关节上发生了多严重的结构性损伤。如果体重减少了5%到10%，就可以：

· 减轻疼痛；

- 提供控制感；
- 增加机动性；
- 增加锻炼的能力；
- 提升能量水平；
- 改善平衡。

所有这些好处反过来都有助于减少疲劳，防止跌倒，改善自我形象。

如果患者和医生正考虑做关节手术，减肥尤其重要，因为超重会使手术变得更加困难和危险。事实上，一些外科医生坚持要求超重的病人在接受手术前减肥。

控制体重的基本原则

控制体重的基本原则是明确的：如果摄入的热量少于通过体育活动消耗的热量，就会减轻体重。如果热量摄入超过能量需求，就会增加体重，而这会加重关节炎的疼痛。

体重过轻的风险

超重会加重关节炎的症状，但对于风湿性关节炎患者来说，太瘦也有风险。在妙佑医疗国际进行的一项研究中研究人员发现，体重指数（BMI）较低的类风湿关节炎患者死于心血管疾病的可能性是体重正常的患者的三倍。似乎最严重的类风湿关节炎患者会有活跃而广泛的炎症反应，这可能与体重减轻有关。对于这些人来说，最好的治疗方法可能是找一位能密切关注心血管疾病预防和护理的医生。

如果体重指数是正常的或低的，当做出健康的饮食改变或抛弃那些似乎会触发症状的食物时，也是很重要的。有时，改变饮食会导致意想不到的体重下降。如果并没刻意减肥体重却异常下降，请去找医生或营养师谈谈。

您的体重指数是多少?

体重指数（BMI）是一种用来表示体重状况的数据。对大多数人来说，体重指数是衡量身体成分是否合理的准确指标，也是衡量体重是否健康的指标。要计算您的体重指数，是用体重（千克）除以身高（米）的平方，例如，您身高1.75米，体重70千克，那么您的体重指数为：$70 \div 1.75^2 \approx 22.86$，对照下表，在体重正常的范围内。

成人体重指数对照表

体重指数（千克/平方米）	分类
<18.5	体重过低
18.5~23.9	体重正常
24.0~27.9	超重
≥28	肥胖

控制体重的有效饮食可能要求您减少热量的摄入，但这不应该以抛弃健康、风味和实用性为代价。您选择的饮食应该是简单的、便宜的、愉快的和令人满意的。否则，您将如何坚持您的饮食计划？另外，增加适度规律的体育活动也很重要。

即使患有关节炎，您也有许多体育活动可以选择，这些活动可以帮助燃烧热量，增加肌肉质量。正常的日常活动，如清洁、购物和洗衣服，也有助于燃烧热量里。

此外，力量训练可以抵消因衰老而导致的肌肉流失。您不必举起沉重的铁饼来从力量训练中获益。您可以用阻力带锻炼自身肌肉，或者利用您自己身体的重量锻炼，比如做俯卧撑、弓步和站立蹲起运动。

您活动越多，就越容易维持甚至增加您的肌肉质量，保持健康的体重（有关锻炼的更多信息，请参见第十一章）。但是当您感觉不舒服的时候，尽量保持较低强度的活动。

减重指导

在开始减肥计划之前，和医生合作是很重要的。当然，您可以使用妙佑医疗国际健康体重金字塔作为指南做出明智的饮食选择。金字塔确保您得到营养均衡的饮食，包括可能有助于减少炎症的食物，同时，不包含大量的热量和不健康的脂肪。这是一个可以作为终生健康饮食的好计划。

您可能已经注意到，妙佑医疗国际健康体重金字塔的每个食物组都有推荐的分量范围。应该吃多少食物取决于各种因素，包括体重、活动水平和性别。如果想减肥，您会希望每一种食物的分量都在较低的范围内，而不是在较高的范围内。然而重要的是，为了保持健康，至少要吃每一组食物的最低每日分量。可以向医生或营养师寻求分量方面的帮助。

同样重要的是，要记住，一分量和一份不一样。一分量是由普通测量标准确定的确切数量，如杯子、盎司和汤匙。对每一组食物来说，这个量相当于一定量的热量。一份是指放在盘子里的食物量。而且，在餐厅里有超大份、自助餐和超大的盘子，您吃的"一份"通常包含了几个分量。

幸运的是，您不需要记住一份食物大小的清单或者随身携带量杯。正如第244页的表格所示，您可以使用普通的视觉提示来估计分量，以达到健康的体重。

控制食欲

长期使用一些关节炎药物可能会增加食欲，使体重更加难以控制。要细嚼慢咽，并延长就餐时间20至30分钟，这样就可以让自然食欲控制机制发挥作用。

增加饮食中高纤维食物的数量可以帮助自己更快地感到饱腹感。要获得更多的纤维，尝试用全麦面包代替白面包，新鲜水果代替果汁，生蔬菜和水果代替咸味小吃。

以下提示可以帮助控制过多的食欲：

·**吃早餐**。早餐是一天中最重要的一餐。早餐吃高纤维麦片、全麦面包和新鲜水果，然后就会觉得在上午不想吃油腻、含糖的小吃。一天从一顿丰盛的早餐开始，也可以吃一顿更均衡的午餐。

·**确保是饿了**。吃东西是因为压力大还是无聊？在这些情况下，用阅读、活动或给朋友打电话代替吃东西。

· **吃慢点**。品尝每一种食物的风味和质地，以提高满足感。记住，大脑大约需要20分钟才能接收到一个表明已吃饱的信号。确保吃饭至少能持续这么长时间。

· **驱赶冲动**。渴望一般在几分钟内甚至几秒钟内就会消失。专注于做一项与食物无关的活动，直到吃的欲望烟消云散。

· **从少量食物开始**。如果觉得总是需要吃光面前的食物，那么从通常吃的盘子里的一半食物开始。这样可能会发现再少一点的量仍然是足够的。为了使少量的食物看起来多，可以在沙拉或甜点盘上放主菜。

· **偶尔吃点东西**。把诱人的食物留在屋外，这样就不会过度放纵。当外出的时候，允许自己偶尔吃一个冰淇淋筒或一小块苹果派。

成功的策略

不管您想尝试减肥还是吃得更健康以改善关节炎症状，以下的策略可以提供帮助。

制作一份菜单

如果有一份计划，就更有可能坚持健康的饮食。手头有了合适的食材，从零开始加工健康的食物，几乎与加工高热量的方便食品一样快。

试着一周一次地计划膳食。按计划来考虑日程。如果您周六被邀请到朋友家吃晚饭，那就把那顿饭从清单上划掉。如果您在周三晚上做义工，这会耽误晚餐，那就把吃剩饭或者吃一顿快餐计入日程，这样做不会花费太多的时间和精力来准备。确保饮食计划也包括健康的早餐、午餐和零食选择。

饮食计划可能需要一些时间适应。但这是抵抗计划外的不健康饮食的最好方法之一，比如在工作中需要休息或饿着肚子回家的时候吃薯片或饼干。计划还可以帮助自己在精力不足或疼痛的时候吃上一顿健康的饭菜。

· **规划剩菜**。做两份辣酱，可以用于两次正餐。准备两份千层面然后冻存一份。或者烤一份鸡肉，把另一份肉在本周晚些时候吃。无论怎样做，一次准备两餐总归是节省时间的。

·**提前烹饪**。在星期天下午闲散的时间做周二晚上的炖肉。这样，早上准备好蔬菜，晚餐时就可以食用了。打电话的时候准备一小碗简单的调味汁。您可能会发现在很多情况下，您可以提前完成一些小任务，这样烹饪就不会那么令人生畏了。

·**寻找捷径**。去商店时，买一些预先切好的水果、蔬菜和肉，还有其他可以节省做饭时间的东西。它们可能会贵一点，但当自己感觉不舒服时，是值得的。即使是商店准备的食品也比外卖食品或具有类似营养价值的餐馆食品便宜。

·**保留一份快捷菜单**。花20分钟制作一个配料不多的菜谱或更短的时间。当您计划每周的菜单时，请参考这一快捷菜单，或者当意外事件扰乱某一天，而您不能坚持原来的饮食计划时，就把它拿出来。

·**列入家庭成员**。问问家人，他们想吃什么不同的和健康的食物。如果可以选择，他们可能更愿意协助您一起尝试更多菜单。

创造一个真正烹饪的厨房

患关节炎时，准备食物的时间和所能管理的精力都是决定吃什么食物的主要因素。让厨房变得高效和容易使用吧。

安排工具。把厨房布置好，让最常使用或最重要的东西可以轻易拿到。使用节省空间的收纳设备，如圆形转盘和钉板。购买容易打开的容器，以便于拿取食材。

如果有足够的空间，可以使用一辆小型的轮式推车来完成从一个地方到另一个地方运送东西的任务。例如，使用手推车从冰箱和储藏室取东西，或者在摆桌子的时候使用。每次准备一份完整的餐具，然后找顺序依次摆放。也可以使用推车清理桌子，并将物品送到水槽进行清理。

减轻工作量。做饭的时候，要注意把餐具放在哪里，这样就可以节省步骤和动作。使用一个小型的电动食品处理器来切碎食物和烤奶酪。使用后立即清洗脏兮兮的炊具和设备，以便以后更容易清理。

以下是一些舒适烹饪的其他技巧：

·使用大手柄的餐具，这样容易握住。

·保持餐刀锋利便于切割。

· 沿着灶台滑动重物，而不是拿起它们。

· 把热的东西直接从锅中盛入盘子里，而不是举起沉重的锅和平底锅。

· 尽可能用同一个盘子盛菜和食用。

· 用漏勺过滤出蔬菜中的水代替使用滤锅。

· 将防滑垫或湿布放在搅拌机下，使其保持不动，这样就不用一直担心。

外出就餐的建议

不要让大量的食物、不熟悉的菜单和诱人的甜点破坏您对健康饮食的承诺。可以外出就餐，但仍要坚持自己的饮食目标。

· **仔细选择餐馆**。找一个能提供丰富多样性食物的餐馆，在那里您可以吃一顿口味好的低脂肪、健康的食物。菜单上有您需要的所有食物的餐馆更有可能满足特殊的要求。许多餐馆会在网站上张贴菜单（有些还包括营养信息），这样您就可以找到健康的选择，事先决定要点什么菜。

· **控制饥饿**。不要在外出吃饭前饿肚子。如果走进一家渴望去的餐馆，更容易

给方便食品添加营养

在繁忙的日子里吃方便食品，如速冻食品是可以的，只要加以选择就行。寻找那些脂肪和热量含量低而且不含钠的物品，然后，给它们加以营养：

· 给准备好的意大利面加入新鲜的辣椒，磨碎的胡萝卜、蘑菇和洋葱，以增加纤维、营养和风味。

· 加热前将新鲜西红柿或甜椒切片放入速冻比萨。也可在加热后加入少量的香菜和橄榄油或柠檬汁。

· 在准备糙米饭时，倒入蔬菜（豌豆、西蓝花、玉米）或水果（葡萄、苹果、杏）。

· 当吃方便食品时，将新鲜的水果和蔬菜作为配菜。

餐厅食量控制

　　在用餐开始的时候，准备一个可以带回家的容器，然后马上把一半的食物放进容器里。这样就减少了一半的热量和脂肪，然后还可以得到一顿回家的饭，回到家就不用再准备了。

食物	原始分量	大概的原始热量（千卡）和脂肪量（克）	吃1/2量大概减少的热量（千卡）和脂肪量（克）
黄油	15毫升	100/10	50/5
沙拉酱调料	60毫升	大约240/20	大约120/10
蛋黄沙司	60毫升	160/10	80/5
烤鸡胸（带鸡皮）	200克	390/20	195/10
菲力牛排	340克	1120/90	560/45
牛肋排	340克	1440/120	720/60
鱼排（面包和油炸面糊）	230克	530/30	265/15

　　来源：美国农业部标准参考的国家营养数据库

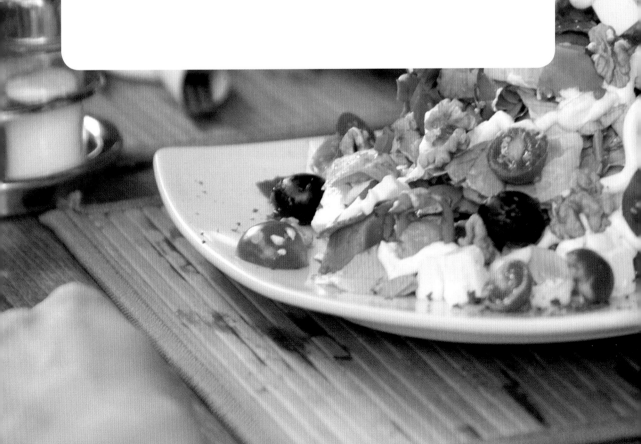

点太多的食物。事实上，可以在饭前一小时左右吃点蔬菜或水果，以免就餐时吃得过多。

·**选择以植物为主的食物**。许多餐馆都有健康饮食的特殊清单。但饮食中的一些食物所含有的热量和脂肪仍然有可能比想象得更多。寻找含有少量或不含脂肪的物品，少量肉类，以及大量蔬菜和低脂碳水化合物，例如烤土豆、糙米或全麦面包。

·**明智地点菜**。如果找不到健康的晚餐，就按菜单点菜。点一份美味的肉汤或一份沙拉——选择那些烤的、煮的或蒸的食物，而不是炸的。也可以考虑与同伴分享食物，或者准备一个外带食物盒把一半食物带回家。

·**大声说出来**。请服务员解释不熟悉的菜名或解释这些菜是如何烹制的。要求更小的分量和替代品，比如用新鲜水果来代替炸薯条。问一问是否可以用烤制品替代油炸品。

·**把调味品去掉**。在习惯性地加入盐、黄油、酱汁和调味品之前，先品尝一下食物。准备好的食物通常只需要最少的调料。另外要一份调味汁或调味品。在用叉子拿起食物之前，先用叉子蘸上酱汁，这让您既可以享受酱汁，又限制了用量。

关于食物和药物相互作用

您可能听说过，某些食物会改变某些药物的疗效。而另一方面，一些关节炎药物会影响身体对某些营养素的利用程度。因此，您可能需要含量高于通常水平的一些维生素或矿物质，以帮助弥补其利用程度下降。

确保明白您的药物应该如何服用。一些用于治疗关节炎的药物，如果空腹服用的话是最有效的。其他药应与食物一起服用，以防止对胃的刺激。仔细遵循健康护理团队的指示。

关节炎药物最常见的两种副作用是胃灼热和胃不适，通常被描述为胃内的疼痛感或空虚感。这些症状可能是由食物或药物引起的，或者两者兼而有之。

为了帮助预防胃的症状，吃完饭或吃药后15到30分钟身体坐直。尽量避免在睡觉前1小时内吃东西。限制容易引发反应的食物，如酒精、咖啡因、可乐、辛辣的食物、油炸食品、黑胡椒和红辣椒。

一定要和医生讨论您的药物。了解您是否需要因为药物影响而避免某些食物，如果有任何服用补充剂的需要，了解最有效的服用药物的方式。最后，重要的是您的药物和您的健康饮食计划要互相协调。这两种方法都在帮助您更好地治疗关节炎方面发挥着重要作用。

第十三章

心理与健康

您的心理是思想、感觉、信念和情感的集合——是处理和支持大脑中源源不断的信息流的基础设施。这是一个微妙而有力的工具，指导您在日常生活中的行为。您的心理健康对于维持身体健康并使您过一个平衡的、满意的生活是非常重要的。

您对自己在生活中所处位置的想法和感觉，会强烈地影响您对关节炎等疾病的感知和应对能力。您是否能很好地管理这种状况，可能取决于您是乐观主义者还是悲观主义者，您是否对自己感到自信或有不安全感，以及您是否感觉自己掌控着自己的生活。

简单地说，积极的或乐观的想法有益健康。消极或悲观的想法会加剧压力和痛苦。总的来说，乐观主义者相信他们可以做出改变，让事情解决。他们倾向于采取行动应对逆境。保持积极的态度可以减轻您的压力，您也会怀着更大的希望面对生活中的困难。

心理和身体之间的联系以各种方式起作用。例如，如果您相信生活在自己的掌控之中，您往往会更好地照顾自己——比如吃得好、多锻炼、休息充足——而不是认为自己所做的事无关紧要。同时，无助感可能通过抑制某些细胞对入侵的细菌、病毒和肿瘤细胞的反应而削弱免疫系统。已经证明来自亲友的关爱和支持具有增进健康的好处。悲观的人也可能会将自己与亲友分割开来。

尤其是对于关节炎，如何管理好病情，至少取决于您自己的行动，也取决于医疗团队的技能。如果您相信自己能控制关节炎——如果您相信自己能应对疼痛和疲劳——那么比起那些对自己的应对能力没有信心的人，您就更有可能有效地利用医疗资源。在两个人的身体损伤程度相同的情况下，有较好的应对技巧的人可能会经历较少的痛苦和较少的功能障碍。

研究人员花了很多年时间才能证明很久以前的故事就教给您的道理。如果您像小鸡一样，确信天空正在坠落，就可能会让身体承受不必要的压力和无助感，使日常生活变得更加困难。

但是，如果像《小火车头做到了》动画中一样，您相信自己的能力，就可以学会如何管理关节炎，在身体状况欠佳的情况下仍过着充实和满意的生活。

身体和压力

多年来，科学家们一直在密切地研究情绪、压力、疾病与人体免疫系统和神经系统之间的复杂相互作用。免疫系统的工作是通过抵御入侵者，如细菌、病毒和异常细胞，来保持健康，促进恢复。

神经系统提供了免疫系统部分器官，如脾脏、淋巴结和胸腺等之间的信号通路。神经系统还调节激素——身体中控制免疫反应的化学物质。

压力会对这些功能产生强大的影响。当您处于压力之下时，您的大脑会在身体准备迎接挑战时触发激素的释放。您知道当您害怕或兴奋的时候是什么感觉吗？您的心跳加快，呼吸加快，肌肉紧张。

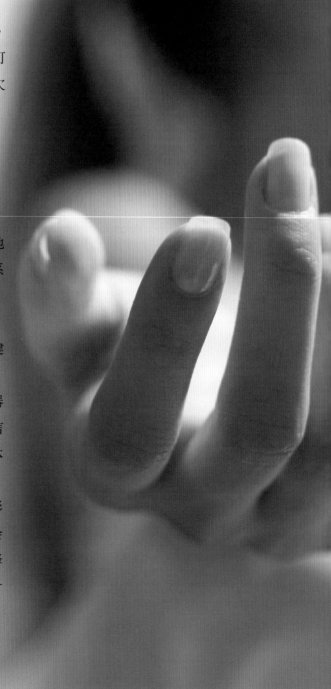

这些生理反应可以是积极的，它们能使能量骤升，这是通过考试、演讲或在舞台上表演所必需的。它们也可以"加速"免疫系统，为身体治疗创伤或对抗感染做好准备。

但这个过程有一个缺点。研究表明，当压力变得持续或慢性时，激素的持续释放开始抑制免疫系统，使身体更容易生病。如果您年纪大了，或者已经患病，您就会变得更容易受到压力相关的改变。

患有关节炎这样的慢性疾病，压力会使您的症状更难控制。压力的最负面影响之一是肌肉紧张和疲劳引起的疼痛恶化。这种疼痛反过来又会降低耐力，导致您出现无助感，并加剧愤怒、焦虑和沮丧。结果，您可能会变得灰心丧气，感到越来越无助。

压力是生活中无法避免的一部分。虽然您可以控制很多有压力的事，但您不能控制所有的事情。像事故或疾病等事件可能会发生。即使是您生活中的积极事件，如工作晋升或婚礼，也可能会给您带来压力。

对我们大多数人来说，轻微的压力源比明显的压力源更常见。研究表明，这些微小的事件会对您每天的感受产生重大影响。压力也可能从内部产生——通常是您对某一事件的反应决定了您所经受的压力的多少。这会加强痛苦的压力循环，降低您的应对能力，导致心理抑郁。

留心警示信息

打破压力恶循环的第一步，是学会识别您什么时候处于压力之下。人们在不同的身体症状、情绪变化和行为变化的组合中感受到的压力是不同的。

压力对身体的影响可能包括：

· 头痛；

· 胸痛；

· 心跳加速；

· 高血压；

· 呼吸短促；

· 肌肉疼痛；

· 咬紧牙关；

- 磨牙；
- 喉咙干燥；
- 消化不良；
- 便秘或腹泻；
- 胃痉挛或腹胀；
- 出汗增多，手心冒冷汗；
- 疲劳；
- 失眠；
- 体重增加或减少；
- 性欲减退；
- 皮肤病，如荨麻疹。

压力的心理影响可能包括：

- 焦虑；
- 坐立不安；
- 忧虑；
- 易怒；
- 沮丧；
- 悲伤；
- 愤怒；
- 情绪波动；
- 感觉不安全；
- 注意力不集中；
- 困惑；
- 健忘；
- 愤恨；
- 易于迁怒他人；
- 内疚；
- 悲观主义。

压力对行为的影响可能包括：

- 暴饮暴食或食欲不振；

·容易生气；

·酗酒或吸毒；

·抽烟过多；

·退缩或孤立；

·哭泣；

·亲密关系发生改变；

·不满意工作；

·效率下降；

·精力差。

如果您经历了任何这些变化，可以在医生或心理学家的帮助下，试着确定它们是否是由压力以外的其他因素引起的。如果您的症状与压力有关，试着找出压力的源头。显然，离婚或家人去世等情况是主要的压力源。此外，是不是日常发生的事累积起来产生的压力反应呢？

注意那些能让心脏跳动加快、颈部肌肉紧张的事情。是和同事争吵，坐车拥挤，在太多的承诺中挣扎，还是所有这些？记几个星期的日记可以让您更好地处理那些使精神紧绷的事情。

如果您能识别出您的症状和触发它们的因素，就可以更好地控制压力，要么避免压力触发，要么改变对这些事件的反应，如果可能的话改变周围环境。

关注积极的方面

如果您有关节炎，您没有理由认为自己是无药可救、孤独的或不健康的。

记住您有选择。请您照顾好自己，通过合理饮食、适度运动和充分休息可以让您感觉更好，保持活力。但如果您认为您无法控制自己的处境，很可能您的想法就会阻挠到您。

自我对话是指不断在大脑中传递的快速出现的或下意识的想法，尽管您可能没有意识到这一点。如果您停下来一会儿，听一听您脑子里在想什么，可能会惊讶于您的自我对话会有多消极。

例如，当您开始走路锻炼的时候，您不关注活动带来的效益，反而责备自己

抑郁和关节炎

抑郁不仅仅是感到沮丧或忧郁。这是大脑的生化物质失衡，会导致某些症状，如果极端的话，还可能危及生命。当您患有关节炎时，变得沮丧是很正常的。

抑郁会导致许多情绪和身体问题。症状可能包括持续的悲伤、烦躁、焦虑、对生活的兴趣丧失、忽视个人护理、饮食或睡眠习惯的改变、持续的疲劳、精力的丧失以及感到毫无意义或内疚。抑郁症状往往会放大关节炎的痛苦和不适。

如果您感到沮丧，请去找一位医学专家咨询。这种情况通常需要长期治疗，包括药物治疗和心理治疗。

如果您不愿意寻求治疗抑郁症，请这样考虑：治疗抑郁症可能有助于减轻疼痛。研究发现，对于患有关节炎和抑郁症的老年人，服用抗抑郁药物或参加会诊可以减少这两种情况的症状。此外，他们的关节功能和总体健康状况更好。

身体状况不佳。或者在您工作时，做一个演讲之前告诉自己"我很讨厌这个"或者"他们只是在等我说些愚蠢的话"。

消极的自我对话可能会成为您压力的一部分（或大部分）。认知行为疗法可以帮助您把自我对话从消极变为积极。对于任何想学习如何更好地应付紧张的生活状况的人来说，它可能是一个有效的工具。

运用认知行为疗法时，您将与心理治疗师合作，他将帮助您更好地意识到自己的不准确或消极的思维方式。治疗可以让您清楚地看待具有挑战性的情况，并以更有效的方式对它们做出反应。

治疗通常集中在特定的问题上——例如，可能是您为灵活性产生的困扰，或者您对畸形的手指关节的担忧——使用一种直面现状的方法。治疗提供的帮助：

· 辨认困难的情况；

·意识到您对这些状况的想法、情绪和信念；

·辨别您产生的消极或不准确的看法；

·挑战您消极或不准确的想法。

医生会引导您考虑，自己对某些状况的看法是基于事实还是基于不准确的感知。如果您对生活和自己存有执念，这会变得很困难。

通过练习，建立积极思维和行为的能力将成为一种习惯，而不用花费那么多的精力。不要想着"我永远都不能做我喜欢做的事"，而是告诉自己，"我会好好照顾自己，这样我还能做很多事情"或者"我可能不得不放慢脚步，但我不需要放弃"。通过改变观点，您会找到更有建设性的方法来应对关节炎。

减轻压力

除了重新定向消极思想，还有一些其他的控制压力的策略。您可以和别人谈论您的问题，听一些舒缓的音乐，或者在晚上散步。大多数时间里，您可能会很好地应对生活中出现的危机。但有时可能需要一些额外的帮助。

以下的技巧可能帮助您更好地应对压力：

·**试着更宽容些**。学会更多地接受自己，接受无法控制的情况。这样做的起点是认识到您总是会经历一定程度的压力——这是正常的。

·**计划您的一天**。有一个计划可能会让您感觉更能控制自己的生活。坚持每天活动的日程安排，这样您就不会面对冲突或最后一刻冲刺去准时赴约。

·**有条理地组织安排**。整理杂乱的生活和工作空间，这样您就不用花费时间和精力去寻找放错的物品了。

·**管理好您的时间**。通常，压力是由于事情太多而时间太少造成的。设定优先次序，练习简单的时间管理技巧可能会大大降低您一天的压力。

·**偶尔休息一下**。一天中，花点时间放松、拉伸或散步。

·**获得充足的睡眠，保持身体活跃，好好吃饭**。健康的身体能促进良好的心理健康。睡眠使您恢复活力。体力活动可以消除与压力有关的紧张。均衡的饮食为处理日常压力提供了能量。

·**讨论您的担忧**。与家庭成员或朋友交谈可能有助于缓解压力，并能从不同的角度处理各种事件。

· **抽身**。从您的常规日程中休息一下。从改变的风景或不同的生活节奏中受益。

· **开怀大笑**。花时间和那些有着积极的观点、轻松的态度或者有幽默感的人在一起，这有助于健康。欢笑有助于缓解紧张。

如果自助措施不能减轻压力，您可能需要顾问、精神科医生或心理医生的帮助。许多人错误地认为寻求外部帮助是软弱的表现。要意识到自己需要帮助，并且具有良好的判断力需要很大的勇气。

学会放松

放松有助于减轻肌肉紧张带来的疼痛。如果您需要放松，有几种放松技巧可以尝试。找到一个对您有用的，它可以帮助您减少痛苦，提高舒适程度。

放松的技巧通常需要去学习，这意味着最初遵循某个方向，接着之后定期练习。瑜伽、太极拳和其他技巧，包括固定的姿势和重复的动作，可以帮助您放松。特别是当您保持简单、熟悉和重复的动作时，也可能有帮助。

这些安静的、反思性的锻炼可以帮助人们从压力中恢复精神的清醒。定期练习也可以通过改变您的优先次序或思维模式来减轻压力。它们可以是另一个将思想从消极转变为积极的强有力的手段。

以下是几种放松技巧（这些并不是全部）。如果您想试一试，市场上有很多教学产品可以提供帮助。选择一个安静的时间和地点，这样就不会被打扰。有规律地练习，最好每天练习15到20分钟。试着保持耐心——可能需要几周的时间才能掌握它的诀窍，并开始感觉到它的好处。

冥想

这一古老的练习被称为一种改变的意识状态和一种独特的放松状态。冥想的人有多少，冥想的方式就有多少。

冥想的基本前提是安静地坐下来，专注于呼吸的节奏，或者是反复默念一个简单的词语。当分心的想法出现时——您只需注意到它们，然后转移注意力，总是回到您最初的关注点上。通过冥想，您进入了一种深度宁静的状态，从而减少了身体的压力反应。

冥想有不同的类型，包括正念禅修、放松反应和超觉冥想，这些类型都有相似的作用。经常通过冥想，您可以学会放松呼吸，减缓脑波，减少肌肉紧张并且降低心率。像其他放松技巧一样，冥想可以帮助您减轻身体在紧张时产生的化学产物，比如肾上腺素。肾上腺素经常过度分泌是有害的。

引导想象

这种练习也被称为可视化，通过它您进入了一种由冥想或自我催眠带来的放松状态。在这种状态下，您可以运用所有的感官来想象一种帮助减轻压力的生理环境。

对引导想象的研究表明，当您想象某事时，大脑的相同部位会受到刺激，就像您实际经历它时一样。当您想象一个平静的环境时，您的大脑会收到放松的信息，这些信息会传递给神经和内分泌系统，这些系统调节着一些关键的功能如心率和血压等。

渐进式肌肉放松法

这种放松技术的原理是，要学习如何放松肌肉，您必须首先知道肌肉紧张时的感觉。因此，渐进放松是一系列的练习，它带领您紧张和放松从头到脚趾的每一个主要肌肉群。在此过程中，您会关注放松的肌肉对比紧张的肌肉的感觉。

一种类似于渐进式肌肉放松的技术叫作身体扫描。您系统地专注于每一个肌肉群，注意有没有紧张，然后放松肌肉。您专注于身体每一部分的感觉，而不仅是机体紧张或放松。

自我催眠

自我催眠是一种被诱导的放松状态，它能增强注意力，并帮助您在处于催眠状态时更开放地接受他人给您提的建议——或者自己给自己的建议——之后采取行动。自我催眠改变脑电波模式的方式与其他放松方法是相似的。

这种减压效果可能就是它能缓解疼痛和压力并改变行为的原因。

按摩疗法

按摩疗法包括对您身体软组织的操作。按摩有几种形式，包括传统瑞典按摩的揉捏和抚摩，以及在身体特定位点施加压力，这是穴位按摩（指压法）的特点。

按摩能降低心率，增加血液循环，放松肌肉，扩大运动范围，增加内啡肽的产生，内啡肽有助于减轻疼痛。按摩能有效缓解压力、抑郁和焦虑。它还可以减少对疼痛的感知，并已被证明可以减少关节炎疼痛。

接受按摩的环境很重要。一个温暖安静、没有噪声或不受干扰的区域，可以帮助缓解肌肉紧张。低音量的声音或音乐也能放松肌肉。按摩理疗师可以使用矿物油来减少摩擦力，有助于顺利进行有效的按摩。

记日记

写下您的想法和感觉可以帮助您发泄怒火，提高自我意识，解决问题，并准确地放置东西。通过有规律

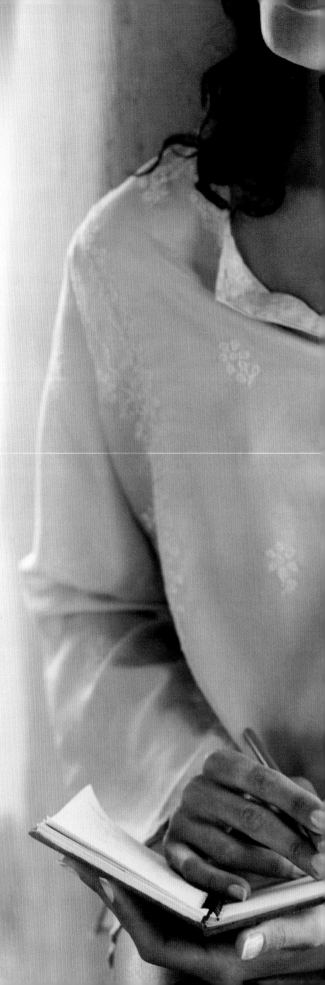

的写作，还可以记录您的症状，观察症状的发生规律，更清楚地了解您的疾病，并找到更好的与医生和其他人交流的方法。

您也可以确定药物是否影响您的情绪，或者关节炎是否会在压力下暴发。根据关节炎基金会的说法，记录自己情绪的慢性病患者通常症状较少，就诊次数较少，休假天数较少，情绪也有所改善。

寻求支持

和亲朋好友交谈，特别是当您面临关节炎带来的疼痛和疲劳时，可以帮助您减轻孤独感和压力，更能应付病情。周围有关心您的人也会让您更好地照顾自己。

此外，拥有支持可以帮助您改善身体机能，降低心理痛苦程度。每天接受来自他人的友善和理解可能会改善您的心理健康。而拥有社交伙伴——被要求加入他们——似乎在生理和心理上都是有益的。

支持小组可能提供与个人支持类似的好处，但有一个不同的优势：在一群相对陌生的人中，您可以更轻松地表达最深的恐惧和日常的担忧，而不用担心吓到或加重您所爱的人的负担。根据团队的性质，您可以处理困难的问题，改变您的观点，分享想法和经验，并学习别人是如何应对同样挑战的。

愿意分享您的想法和感受，并对其他人的经验感兴趣，有助于您从一个支持团体中获得最大的益处。找一个小组，跟医生或其他患有关节炎的人谈谈。

如果您在集体场合感到不舒服，但觉得需要表达您对关节炎的感觉，或者在学习冥想或自我催眠方面需要帮助，您可以考虑个人咨询。和医生谈谈推荐的治疗师。

简化生活

我们生活在一个多任务的时代——人们同时做（或试图做）几件事情。然而，许多人似乎渴望过一种更简单、节奏更慢、更有意义的生活。这可能并不意味着辞职或移居乡村，但关节炎可能会迫使您放慢脚步，专注于单一的任务。您可能需要更多的时间休息和照顾自己。您可以把更多的注意力放在生活中那些能给您带来满足感和快乐的事情上。

以下是使生活变得简单的一些建议：

· **重新评估成功**。以快节奏、竞争激烈的方式生活有时是令人兴奋的，但对您来说它可能并不总是正确的选择。您可以赚更多的钱，在社区里得到更高的评分或更好的形象，但它值得您增加自己的压力吗？

更好地利用时间，为生活增添更多的意义，这可能需要您放弃一些宏伟的目标。但是，您的工作是否占用了一天中太多的时间？考虑获得更多的时间——即使这意味着较少的金钱和声望。

· **接受不能改变的事情**。也许您不能做患关节炎之前所做的某些事情。如果您患有类风湿关节炎，疾病可能会使您很难提前计划，而且您可能太累了，无法追求每一个兴趣。沉下心来决定什么是重要的。把您必须做和想做的事情放在最优先的位置。其余的事情委托给别人，不那么重要的事情也可以放弃。

· **深呼吸**。当您感到压力大的时候，呼吸会变得又快又浅。放松的呼吸是又慢又深的。通过每分钟将呼吸减慢到6次或更少，您可以减少压力反应，迫使身体进入放松状态。每天至少练习15分钟的放松呼吸甚至可以帮助您控制高血压等疾病。

以下是练习深呼吸的一种方法：慢慢吸气，数到4，然后慢慢呼气，数到4。每当您处于压力之下时——当您正在排队等候或在最后期限前工作时，就这样做。在接电话之前，让手机铃声提示您深呼吸。

· **学会说"不"**。您不能什么都做，尤其是患关节炎的时候。下一次有人请求帮助时，在您答应之前，先想一想，您有时间吗？您已经超额承诺了吗？这是您真正想要做的项目吗？您是否感到不知所措或疲惫不堪？

有些人很难拒绝别人，因为这会让他们觉得失败，无法达到自己设定的高标准。他们强迫自己像没患关节炎时做很多事情，这会导致身体负担过重。

您没有必要感到内疚——说"不"是没有问题的。认知行为疗法是一种很好的方法，通过它可以学会如何接受您的病情，而不会觉得您已经失败了。此外，如果您累了还无意义地奔波，对任何人都没有多大用处。

拥有的少，清理的少。除非是食品，否则带进房间的任何东西都需要时间和精力的维护。也许您曾经喜欢收集小雕像，但现在您要把它视为是在收集灰尘。

· 将"**快乐原则**"应用于个人财产。它们真的能让您快乐吗？考虑摆脱那些对您的生活没有什么意义的东西。如果您已经一年没有使用它了，也许您应该把它放在仓库里或者送出去。避免买您不需要的东西。

休息一下

在这一章中，您已经读到了一些简单的步骤，您可以采取这些步骤来减轻压力和控制关节炎。当然，这些步骤中的最重要的一点就是得到足够的休息。您以牺牲休息时间为代价来推动忙碌生活的方式，并且处在一个往往把成就看得比健康和生活质量更重要的社会。对一些人来说，睡觉时间少甚至是一种骄傲的来源。

什么时候休息？当您累的时候，患关节炎特别是类风湿关节炎的时候，使您更容易疲劳。这种情况使得您必须倾听自己的身体，给予它所需要的，特别是当它需要休息的时候。

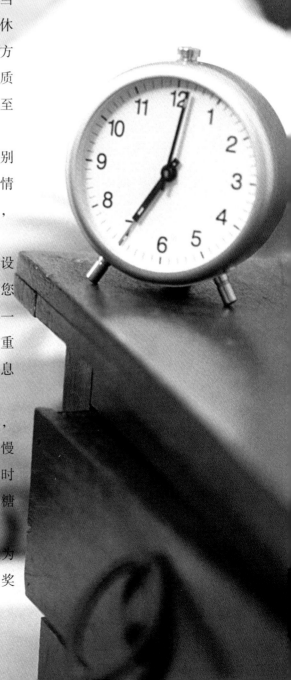

知道您的极限。人的精力就像钱一样。假设您每天都有10美元，您可以选择如何使用——但您今天不会花明天的钱，否则明天会是非常糟糕的一天。学习如何安排您的资源是治疗慢性病的一个重要组成部分。如果您白天需要在舒适的椅子上休息或小睡以保持能量，那就这样做吧。

一定要睡个好觉。据疾病控制和预防中心称，睡眠不足已成为一种全国性的公共卫生流行病。慢性睡眠剥夺会损害您的注意力、协调性和反应时间。它也会增加您患肥胖症、高血压、心脏病、糖尿病和抑郁症的风险。

您需要多少时间就睡多少小时，而不是您认为自己应该睡多少小时。每晚只睡4小时没有什么奖励，但睡眠不足会令关节炎恶化。

大多数成年人每晚需要7到9小时的睡眠。如果您能在早上没有闹钟地自然醒来，感觉神清气爽，大脑机灵，并且能够进行日常活动而不感到疲倦或打瞌睡，那么您就知道自己获得了高质量的睡眠。但有一个警告：您可能会睡得过多。如果您情绪低落，可能会在睡眠中寻求庇护。

午睡是可以的，只要它们不会影响您在晚上的睡眠。尽量避免下午3点之后打盹。并且保持相对较短的小睡时间——一般在10到30分钟。

也许所需要做的就是坐下来停止活动，休息一下。找张舒适的椅子休息但不要睡着。有点累是没有关系的。确保休息时间与运动和其他活动的时间间隔。

保持控制力

自我效能是一个描述您采取行动和实现目标的能力的术语。它是基于这样的信念：您能控制影响生活的事情，并且您有信心在特定的情况下取得成功。

研究表明，自我效能是健康结果是否成功的最佳预测指标，包括您应对关节炎的能力。强烈的自我效能感意味着您可以把与关节炎一起生活的挑战看作您可控制的任务。这意味着您仍然致力于实现这些目标，并有能力从挫折中恢复过来。

在这个时候，您可能会被自己的症状所压倒，或者只是对能把事情做得更好没有信心。您可以逐渐地提高自我效能。树立一个更积极的观点，学习一种帮助您放松的技巧，或者在活动期间进行短暂的休息以防止疲劳——所有这些步骤都可以提高自我效能。

利用您对疾病和生活的想法、感受和信念来帮助治疗关节炎。

第十四章

关节炎和旅行

即使您身体健康，旅行也会带来压力。如果您患有关节炎，想一想提行李、换乘飞机或长途行走等活动，就足以让您重新考虑是否旅行。

仅仅因为您有关节炎并不意味着您被困在一个静止的生活中。事实上，如今的旅行比以往任何时候都更容易。相关的法律促使包括航空公司、旅馆和游轮在内的旅游业使旅行更加适合有特殊需要的人。

此外，新旅游公司和老牌旅游公司都已经认识到，轻微或严重能力受限的旅行客户的市场在不断增长。商家已经为关节炎患者开发了特殊的旅游、度假套餐和活动。

计划一次旅行

您想去世界上的哪个地方？也许您梦想着去巴黎的卢浮宫或在弗吉尼亚的阿巴拉契亚小径上徒步旅行，或者公司需要您去克利夫兰解决问题。任何成功的旅行的关键都在于计划。有了正确的准备工作，这个世界就等着您去探索。

当然，您必须对自己的能力诚实。攀岩对您可能不是最好的选择，但一次山坡徒步可能是替代的活动。进行白浪漂流对于颈部来说可能是非常痛苦的，但是在河边的小屋待上一周，可以让您在没有不适的情况下欣赏到水景。

选择一个有弹性的假期。试想一下如果您的同伴进行更费力的活动或长时间的观光，您将如何度过这一天。记住，合理的休息时间可能是令人满意的旅行中最重要的因素。

您应该购买旅行保险吗?

如果没有某种形式的旅行保险,如果您生病了不能去旅行,或者不得不早点回家,酒店和航空公司可能不会退还您的钱。如果您认为自己有可能无法旅行,最好买旅行取消险。此类保险一般可从您的旅行代理人或旅行社获得。如果您需要做出退款请求,请务必将医生的声明与要求一起提交。请注意,如果您因预先存在的情况而取消旅行,保险可能不会赔偿您。

在旅行之前检查一下您的医疗保险。政策有时包括当您远离家时的医疗费用,也包括当您重病时返回家的费用,但许多计划不包括于这些覆盖范围。有些政策排除了预先存在的情况,所以一定要看清楚细节。

旅行前的研究很重要。它能让您更好地想到您想去哪里。直接从您想去的地方索取信息——他们很乐意帮忙。寻找提供对您有吸引力的假期旅游公司。阅读旅行指南和网站,包括面向残疾人的旅行指南和网站。

和那些有过类似旅行经历的人交谈,可以帮助您知道抵达目的地的时候您能期待什么。在计划旅行时,也要听取医生的建议。他可能对患者能处理多少事情,以及您如何完成自己的旅行目标有透彻的洞察力。

获得专业的帮助

许多人依赖旅行代理人和旅行社。在大多数情况下,代理商不收服务费,而且这些专业人员可以节省您的时间和金钱。旅游代理商通常会将机票、酒店和陆运等部分合并成一个套餐,通常比您自己把它们放在一起要便宜得多。旅行社的费用通常包括在这些费用当中。

要选择一家旅行社，首先要询问朋友亲戚的推荐。您也可以打电话给旅行社，询问他们为身体有缺陷的旅行者安排旅行的经验。

选择一位您乐于与其讨论需求的代理人，并确保他愿意花费必要的时间来安排您的需求。把代理人当作一个旅行伙伴，在做出关于目的地的基本决定之后，他会继续和您一起旅行。

预订旅馆

晚上睡觉的地方可能使旅行要么成功要么毁掉，所以在选择住宿时要牢记您的身体需求。许多连锁酒店都会发布特殊住宿情况的目录，但一定要在旅行日期之前详细说明您的需要。任何保证好的安排都要得到书面的确认。

关于住宿，您可能会有很多问题。例如，了解一下您离其他目的地有多远，比如会议中心、餐馆或海滩。询问电梯与房间的距离，卫生间是否有扶手，门把手和水龙头是否有杠杆，而不是难以抓住的旋钮，酒店是否有身体缺陷的人可以使用的穿梭车。

您可能还会询问酒店是否有搬运工来帮您搬运行李，如果您需要的话，询问应该怎样预约出租车服务。您可能需要询问残疾人停车处，消防出口和入口坡道。如果您要在那里待一段时间，您可能需要核对一下酒店是否有洗衣和其他服务。

在许多情况下，酒店配备了一系列特殊的便利设施和服务，例如乘坐无障碍客车的旅游，为气温骤降提供电热垫或带按摩浴缸的室内水疗中心。在预订之前尽可能多地问一些问题是有好处的。

您也不必局限于大型连锁酒店。越来越多的简易旅馆、客栈和其他形式的住宿现在都接待残疾旅客。大多数的旅馆指南都具有无障碍客房的示意。

带些什么

轻装上阵——这是对所有旅行者的一个好建议，尤其是对于关节炎患者。这意味着您需要仔细计划，这样就可以尽可能少带行李，但仍然携带您需要的任何衣服，再带上那些关节炎相关的重要物品。

别忘了带上您每天使用的任何辅助工具，比如一个马桶坐垫、长柄的助臂夹、特殊的枕头或加热垫。如果有电器，并且将去国外旅行，您可能需要带一个插头或电压适配器。

使用便于运输的轻便行李箱。检查一下目的地是否有搬运工和出租车。只要有可能，就让搬运工和司机帮您提行李。一定要随身携带小额钞票，用来给帮助您的人小费。

查询您目的地的天气，决定哪种衣服是最合适的。衣服可以分多层整理，这样您就很容易适应天气的变化。在大多数的情况下，允许充分自由活动的宽松衣服是最好的。防晒霜、太阳镜、宽边的帽子和舒适的鞋子也是必不可少的。

旅行打包药品时，携带足够的备用量。把它们装在原来的容器里。最好随身装一小部分药品，以防止您与被安检的行李分离时找不到药物 ——虽然有些旅行者在他们的行李箱中备双份药物。如果您需要冷藏药物，大多数服务员会乐意为您把它们储存在冰箱里，尽管您可能更喜欢使用真空瓶或保温容器单独携带。

在携带药物的同时，带上处方的复印件、医生的联系方式、病史摘要以及目前服用的所有药物的完整清单。最好把这些信息的副本留在家里让朋友或亲戚保存，以防万一联系不到医生。如果您除了关节炎，还有其他的健康问题，也可以考虑戴一个医疗警告手镯或项链。

交通方式

为了确保一次愉快的旅行，您需要采取的重要措施是确定您使用的交通方式。好消息是，多年来，旅游公司对包括关节炎在内的残疾人变得更加通融。

乘飞机旅行

相关部门制定了条例，明确地对旅客、航空公司、机场运营人和承包商的责任做出规定，从而禁止歧视残疾旅客。对于患有关节炎的人来说，这些规定意味着有更多的时间可以登机，并且可以使用无障碍的航站楼停车场和无障碍的洗手间等。

打包行李

· 尽可能少打包东西。把必需品摆在自己面前，选择易于收纳的衣服。除非绝对需要，否则移除任何重复或额外的物品。

· 旅行时使用轻便的行李箱，箱子有坚固的车轮，伸缩手柄和跨身体的背带。给所有行李贴上识别标签。

· 航空公司通常允许在乘客客舱内携带一个随身包和个人物品，如钱包、小背包、笔记本电脑包或公文包。尺寸很重要，行李越小，就越容易把它举到舱顶的行李架上，而且在登机口被检查的可能性也就越小。

· 液体、凝胶和喷雾允许携带100毫升容器的量，并且要装在透明塑料易封袋中。

· 处方药品和医疗用品不包括在您的随身携带物品中，但如果它们超过100毫升，或者不能装进塑料易封袋，您需要向安保人员申报。

· 与航空公司或旅行社核对托运行李的政策，包括件数、尺寸和重量限制。

不过，仍然须尽自己的一份力量。预订航空公司时，请说明您的特殊需求，如可以容纳超大规模关节炎辅助设备的座位或空间。如果您需要的话，可以用更多的时间通过机场，要求提供机场轮椅或运输服务，并在最终目的地检查行李。

所有提供定期航班服务的机场为保障安全，都需要乘客必须通过登机前的安检程序。交通管理局对残疾人提供建议和医疗条件，以帮助检查过程顺利进行。这些建议包括：

· 如果您需要帮助才能通过机场，请联系航空公司。航空公司可以提供人员协助旅客通过终点站和安检线。

· 如果您需要一个同伴或助手陪同您通过安全检查站和登机口，请从航空公司为他申请登机牌。在到达安全检查点之前就要准备好。

·随身物品和个人物品的限制不适用于您可能需要的医疗用品、设备、助行器具或辅助设备。

·把药物和医疗文件放在一个单独的袋子里，以帮助加快检查过程。确保装药物的容器不被密集地放满，并且有清楚的标签标记。

·可以向安检员出示任何关于您身体情况的医学文件。这种材料不是必需的，并且它也不会免去您的安检过程。

·告知安检员您正在使用的任何特殊装置或设备，或是您体内置入的任何医疗器械。

·确保您所有随身携带的物品、设备、助行器具和辅助设备都附有个人信息。

·允许使用轮椅、滑板车、叉状架、拐杖、步行器、假肢装置、支架和矫形鞋等物品通过安全检查点。

·如果您体内或体外都有医疗器械，请向医生询问通过金属探测器或被手持探测仪扫描时是否安全。如果医生认为不安全，请要求安检员搜身检查。

·如果需要进行个人检查，您可以申请一个私人区域进行检查（在安检过程中的任何时候，您都可以请求私人区域）。

·如果您需要帮助的话，请向安检人员求助，包括通过安检仪或金属探测器。

一天中的某些时间机场里不那么拥挤，这使得上面提到的一些程序更容易协商。预订航班的人也可能推荐一些不太拥挤的航班。如果您必须换乘，看看您是否需要更换航站楼。如果是这样的话，问问是否可以在航站楼之间使用穿梭机，如果没有，寻求如何到达航站楼的方法。

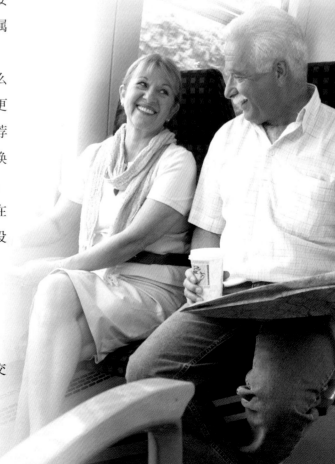

乘火车旅行

火车一般是残疾人出行良好的交

通选择。在整个欧洲，铁路旅行相对容易和方便，国际航线上的许多火车可以容纳残疾旅客。在美国，美国铁路公司为残疾乘客及其旅行伙伴提供特别的帮助。

在网上或通过电话预订车次时，您可以请求一个无障碍座位或房间，以及存储助行设备的空间。在售票处和上车时，准备好关于您残疾的书面文件，其中可能包括医生的信件或来自残疾组织的会员卡。

大多数火车站都有人员提供行李协助，并帮助乘客从车站入口处上车。美国铁路公司建议您在预订火车时提出需要帮助的请求。

铁路公司可以提供轮椅。如果您有自己的轮椅，它必须是一种"普通"轮椅，根据《美国残疾人法案》的定义，即不超过30英寸（约76厘米）宽，48英寸（约122厘米）长，2英寸（约5厘米）间隙，重量不超过600磅（约272千克）。

乘公共汽车旅行

许多公共汽车线路可以提供车辆的上车、下车和中转时，行李和助行装置的装载和取回。然而，大多数公共汽车过道都不够宽，不能坐轮椅。如果您使用轮椅或上楼梯有困难，那么安排协助服务。尽量在出发前至少48小时提出要求。

因为公共汽车旅行往往较慢，所以您可以在一周的中间安排旅行，此时出行的人较少。此外，避免多次转乘旅行。带上枕头和零食，并随身携带药物和瓶装水。

乘小汽车旅行

当您乘小汽车旅行时，您将享受比其他形式交通工具更多的自由。您可以在需要的任何时间停下来，会有更多的空间，并且您可以随身携带车装得下的任何东西。

有一些办法可以使旅行更加愉快。一定要尽可能经常地停下来，从车里出去伸展身体，四处走动。把药品、零食、地图、急救箱和急救用品放在车里。

良好的沟通是确保舒适和安全的关键因素。出发前一定要给手机充满电。考虑为车辆配备GPS导航系统。提前预订酒店，或提早停下来找个地方住。在找到住宿的地方过夜之前，不要让自己太累。

当您租车时，请要求一些能让驾驶更舒适的设施，比如手动控制装置、转换交接台（如果使用轮椅）、旋转座椅、一个舒适的方向盘，或者方向盘上的旋转把手可以更容易地转动。为了获得一辆具有特殊功能的汽车，您通常需要提前48小时预订车辆。

乘船旅行

您可能会发现游轮上的旅行特别轻松。近年来，美国船只的设计发生了一些变化，如拓宽通道、门道和电梯，以及为轮椅旅行者增设了无障碍舱位。船上也可以提供特殊的膳食和锻炼计划。

美国最高法院规定游轮必须遵守禁止歧视残疾人的联邦法律。最高法院让下级法院来决定外国船只在美国水域作业时需要进行哪些改变。因此，在预订之前一定要检查一下，以确保您正在计划的航行将有您所需的膳宿条件。

在预订某一艘邮轮航线之前，先询问有关船舶的设计和无障碍的问题。试着预订一间靠近您主要目的地的船舱，但您需要决定是否靠近餐厅、会议室、游泳池或上层甲板——很难安排它们都靠近您。

如果您预料到上船或下船会遇到困难，那么选择一艘停留站较少的游轮，或计划在您的同伴上岸时留在船上，感受船上的气氛。

如今，游轮上有很多适合悠闲旅行者的选择，现在许多岸上远足的游客都可以从容不迫地进行旅行。大多数船只会雇用医生，但他们的药品通常是有限的。您需要带上足够的药物让您度过这段旅程。

海外旅游

无论是在澳大利亚、意大利、委内瑞拉还是新加坡旅游，关节炎都不应该阻止您进行一次享受又刺激的冒险。

旅行前是否需要看医生取决于您的总体健康状况和目的地。如果您要去一个发展中国家，应该计划咨询医生或一个旅行医疗诊所。这次会诊至少要在旅行前4周进行，以确保任何必要的药物都能买到。

旅行医疗诊所的服务差别很大。有些诊所提供疫苗接种和一般信息，其他诊所提供沿途健康危害的全面概述和如何维持良好状态的详细建议。这些诊所通常附属于医疗中心或大学。

尽管在世界上的许多目的地，医疗条件已经得到了改善，但要确保您在海外旅行中携带了充足的药物，并且要放慢自己的节奏，这样就不需要医生来处理日常的突发事件或其他短期的医疗状况了。

无论您去哪个地方旅行，都要采取合理的预防措施，确保自己的安全、健康和幸福。然后让自己放松，玩得开心。您可以旅行——甚至满意地旅行——就算患有关节炎。

第十五章

关节炎与工作

患有关节炎并不是您搁置职业生涯或计划提前退休的理由。专注于自己能做的事情而不是不能做的事情，这可能会帮助您发掘自己从未想过的内在力量，并为您在工作中所面临的要求找到创造性的解决方案。

在工作中是否成功在很大程度上取决于您是否具有积极的态度，是否有信心朝着自己的目标努力，以及是否有继续好好生活的愿望，而不是沉溺于您道路上出现的每一个障碍。

您在工作中可能面临的最初的挑战之一，是决定是否告知老板和同事您患上了关节炎。许多人不愿意这样做——他们可能是有充分理由的。

在某些情况下，常识可能会使老板的脑海中产生疑问，即您的身体是否能够胜任您的工作。

一些主管认为关节炎只会产生疼痛，他们可能会怀疑您是否以这种疾病作为获得特殊对待的借口。在某些情况下，隐性的歧视表现为被剥夺的机会，比如您应该得到晋升却没有。

出于这些原因，许多专家建议，如果您能同时对以下两个问题做出否定回答，就不要说出自己患病：

　·您的关节炎严重吗？

　·您需要特殊的住宿条件和资源才能完成您的工作吗？

如果以上两个问题其中一个您答"是"，那么您最好告知老板和同事自己患有关节炎。否则，他们可能会认为您没有做自己分内的工作——并且可能为此怨恨您。

沉默也可能会对您产生影响。如果您决定什么也不说，您可能也会忽视身体的警报征象，并强迫自己超越身体极限去保守秘密。这只会加重关节炎的疼痛和疲劳，使事情变得更糟。

如果您觉得需要告诉老板您的情况，请细心地安排一次会面。选择一个您和老板的干扰和工作压力都比平时低的时间。准备好为您的老板上一次关于此疾病的短期课。如果您患有类风湿关节炎，您可能会解释说，当疼痛爆发或疲劳开始时，都是您受影响的关节需要休息和修复的迹象。

在这次会面上，准备好一些有助于您更好地工作的调整建议。您需要提前研究一下这些东西。与医生或职业治疗师讨论工作责任。他们可能有一些想法，可以帮助您更容易地完成某些任务，也许是借助辅助设备——甚至就像把扶手安在椅子上一样简单。为了提高灵活性和重复动作的运动范围，他们也会推荐一些您可以在工作日做的练习。

保护关节

找到方法减少那些刺激、致炎或损坏关节的活动，这样可以帮助您远离残疾，致力工作。以下是一些观点：

· 整理工作区域，以减少可能导致痛苦的举重、步行或移动的数量。

· 工作时找到最舒适的站姿或坐姿。

· 如果做重复的动作，比如打字或装配工作，每20到30分钟停止活动，拉伸肌肉，让受影响的关节休息一下。事实上，即使您不做重复的动作，也应试着每30分钟或1小时休息一次，换个姿势，伸展身体，放松一下。

· 如果完成一项任务总是痛苦的，那么就寻找其他方法来完成它。职业治疗师专门解决这些问题。或者向同事寻求帮助，您可以在其他事上帮助他们作为交换。

使用可以减少您关节压力的特殊工具或辅助设备：电动订书机，听写服务，椅子腿延伸装置（使您更容易起身）以及铅笔和钢笔的放大握套。

如果您需要的话，不要害怕寻求帮助。

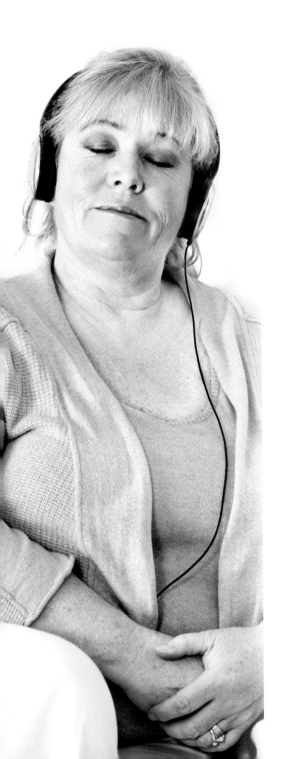

锻炼

维持您关节周围的肌肉力量有助于保持关节的稳定和功能。医生和理疗师可以设计一个锻炼计划，这份计划能允许您在工作时经常进行来增强关节。有些练习可能很简单，也很不显眼，以至于您可以在午餐休息时间或短暂的休息时间做这些练习。例如，如果工作多需要用到手，那么花几秒钟的时间尽可能地弯曲您的手指、手腕和手肘，然后把它们拉伸回原位。

放松

工作压力会加重关节炎的疼痛，而反过来关节炎又会加剧工作压力。您可以通过学习一些放松技巧来打破这个循环。以下是一些建议：

· 让思维游荡，回想一些快乐的记忆。
· 向窗外眺望，欣赏令人愉快的景色。
· 听一些令人放松的声音的录音，比如轻柔的雨声。
· 外出散步一会儿。
· 安静地躺一会儿或坐会儿。

保存能量

您可以通过放缓自己的节奏来避免关节炎引起的疲劳。在您能量高峰值的时候做一天中最重要的事情。例如，如果您知道自己是一个早起型的人，那么花费早上的时间去做那些最需要精力的工作。改变时间安排表，把更困难的任务和更简单的任务交替。如果可能的话，每隔几个小时休息10分钟。

聪明地通勤

对于一些患有关节炎的人来说，上班之旅可能是一段痛苦的、充满障碍、令人筋疲力尽的酷刑：在交通拥挤的情况下开车，乘坐一辆不适合行动受限的人的车，从一个遥远的停车坡道走下来，然后爬上一段楼梯到办公室或工作点。这些因素中的每一个都会导致关节炎疼痛爆发，甚至在工作日开始之前就耗尽精力。以下提示可能帮助您更容易地工作：

· 和同事共同开车。支付车费或者轮流驾驶。

· 使用公共交通。它通常速度较慢，但没有在拥挤的交通中驾驶那么累人。法律规定残疾人可以使用无障碍公共交通工具。

· 如果您必须驾驶，安装能够减少不适的设备：靠背，特殊的镜子，方向盘调整器。如果您在新车里安装了这种设备，一些汽车制造商会给您折扣。他们还会提供当地可以安装这些设备的公司名单。

· 如果您行走有困难，要求老板在大楼入口处提供停车位。

· 您可以从所在地的交通部得到一份残疾人停车许可证。您需要出示一封医生的证明才能拿到它。许可证允许您使用为残疾人预留的停车位。

· 如果您上楼梯遇到困难，您可以要求一个通往大楼的坡道。您也可以要求在靠近入口的地方工作。

· 如果您可以使用有扶手的楼梯，请询问现有的带有扶手的楼梯是否靠近您的工作区，或者一些楼梯是否可以安装扶手。通常情况下，这样的增加对普通公众和提高公众安全都同样有益。

和电脑成为朋友

在键盘前工作几个小时会加重关节炎的疼痛和疲劳。如果您每天大部分时间都使用电脑工作，那么为了让您具有更好的姿势和位置，请考虑以下建议：

·当您坐在椅子上时，稍微向后倾斜，这样您背的下部就能被靠背牢牢地支撑住。双脚平放在地板上，膝关节弯曲90度左右。如果您没有坚实的后背支撑，请申请一把能够将靠背调整到不同高度和角度的椅子。

·让键盘靠近您的身体，这样您就不需要去够键盘，它应该离膝关节大约5到8厘米。键盘和显示器都应该在身体的正前方。屏幕的顶部应该与眼睛在一个水平线上。

·键盘和膝关节之间放一块垫子可以为手腕提供支撑。打字时，手腕应该是直的，前臂与地板平行。手腕支架可以帮助您的手腕保持在正确的位置。有扶手的椅子为前臂提供支撑。如果您的手腕没有支撑，而且通常在您打字时弯曲，您可能会发展为腕管综合征，它会使您的手产生疼痛或麻木。

·学习适当的打字技术可能比找找点点的打字方式更容易，后者往往会给单个关节带来更大的压力。

·如果打字太困难，请尽可能多地使用鼠标。另一种选择是语音激活软件，在该软件中，计算机可以在您说话时把语音转化为文字。

·离开电脑休息片刻，拉伸腿、手臂和手指。别忘了把注意力集中在远处的物体上，让眼睛休息一下。

听取他人的意见

尽管您和老板为了适应您的关节炎做了一切准备，但工作性质或病情的进展可能要求您减少工作时间或者找另一种工作。

如果工作需要繁重的体力劳动，比如建造，医生可能把您转给职业治疗师或一个职业康复机构。这些专家可以帮助您建立力量，并确定您能安全地举起多少重量。

如果因为身体上的限制，您在自己的公司找不到合适的、满意的工作，那么职业康复机构可以帮助您找到其他工作。有时，在这种情况下的雇员可以向相关职业或行业过渡。例如，一名前建筑工人可以加入一家向建筑商销售设备的公司。

工作面试技巧

虽然雇主不被允许问您是否有残疾，但他们可能会问您是否能够履行特定的工作职责。面试中的一个问题可能是："您是否有任何身体上的限制会阻碍您申请的工作？"如果您认为自己在做这项工作时确实需要一些帮助，这样的问题会让您陷入尴尬的境地。

一些职业顾问建议您不应该透露您有关节炎。他们建议，这样做可能会使您作为一个没有机会讨论这件事的候选人而被淘汰。因此，您应该以否定的方式回答这个问题，前提是如果有必要的话，老板会提供法律上所要求的合理便利条件。另一个可能的回应是，如果您不确定关节炎会如何影响您的工作表现，在申请表上写上"待讨论"。

如果在面试中您的关节炎看起来很明显，可以考虑对面试机构暗示您的情况（大多可能在电话中）。但是，只有在您预约面试之后，而且只有在与您谈话的人是面试官的情况下才能这么做。可能的提示："我有时会在楼梯上遇到麻烦。您公司有电梯吗？"这样的暗示可能有助于减少惊讶，使面试官更容易集中精力于您的需求。

也许最受欢迎的面试问题是："跟我说说您自己吧。"这个开放的问题看上去很友好，但它不仅仅是一种令人愉快的对话破冰剂，对于您来说，这可能是一天中最危险的问题，也可能是最有益的问题。

法律禁止雇主基于年龄、性别、种族、宗教、健康或非重罪的拘留决定他们的聘用。他们不应该问"您的健康状况如何"。但是，通过回答他们开放的问题来描述自己，您可能会透露出比您想象的更多的东西。如果您提前准备好了，您可以诚实地回答这个问题，同时，避免泄露您的状况——除非您想这样做。

在面试中，总结一下您会给工作带来的价值，例如教育、证书或以前的工作经验。把个人优势与您可能需要做的任务种类联系起来。例如，您是有组织的，周密的，或者善于应对压力，或者是一个优秀的团队成员。您可以补充说，您的经验、对接受新挑战的渴望都促使您去申请这份工作。

如果您的情况在面试中很明显，您可能想简单地提及它。但不要把注意力转移到您的局限上，继续集中在您的优势上。

为了使您能够在工作中保持高效，谈谈您所做出的调整。例如，您可以这样说："我知道法律禁止您询问我的关节炎，除了我如何执行工作所需特定任务的问题。我很乐意回答任何问题，因为我确信我能胜任这项工作。"

如果您的关节炎在面试中并不明显，但您需要工作上的设备条件，那么您将面临一个很难解决的困境。在收到工作邀请之前，您应该什么也不说吗？如果是这样的话，您可以肯定您不会因为残疾而被排除在就业之外。但同时，雇主可能会感到被误导。这可能会使您的新工作产生不愉快的情绪和一个不稳定的开始。

另一种替代方法是告诉老板您的关节炎，特别是当您意识到在工作的某些方面需要一些便利条件。如果您认为这是对您最好的解决方案，请向雇主提及便利设施通常不贵，而且很值得投资。

当您有一个乐观的前景，并做出深思熟虑的准备，您有充分的权利对您在职业上的未来充满希望。

索引